DORMIR É UM ATO REVOLUCIONÁRIO

CARO(A) LEITOR(A),
Queremos saber sua opinião
sobre nossos livros.
Após a leitura, siga-nos no
linkedin.com/company/editora-gente,
no TikTok **@editoragente** e
no Instagram **@editoragente**,
e visite-nos no site
www.editoragente.com.br.
Cadastre-se e contribua com
sugestões, críticas ou elogios.

CESAR GRÜNDLING

Prefácio de **EDUARDO SHINYASHIKI**

DORMIR É UM ATO REVOLUCIONÁRIO

Saiba por que, em um mundo acelerado, quem dorme bem está à frente

Gente
AUTORIDADE

Diretora
Rosely Boschini

Diretora Editorial
Joyce Moysés

Editora
Juliana Fortunato

Assistente Editorial
Camila Gabarrão

Produção Gráfica
Leandro Kulaif

Preparação
Debora Capella

Capa
Renata Zucchini

Projeto gráfico
Marcia Matos
Vivian Oliveira

Diagramação
Vivian Oliveira

Revisão
Bianca Maria Moreira

Impressão
Assahi

Rua Deputado Lacerda Franco, 300 – Pinheiros
São Paulo, SP – CEP 05418-000
Telefone: (11) 3670-2500
Site: www.editoragente.com.br
E-mail: gente@editoragente.com.br

Dados Internacionais de Catalogação na Publicação (CIP)
Angélica Ilacqua CRB-8/7057

Gründling, Cesar
Dormir é um ato revolucionário : saiba por que, em um mundo acelerado, quem dorme bem está à frente / Cesar Gründling. - São Paulo : Autoridade, 2025.
192 p.

ISBN 978-65-6107-067-6

1. Desenvolvimento pessoal 2. Saúde I. Título

25-3094 CDD 158.1

Índices para catálogo sistemático:
1. Desenvolvimento pessoal

Este livro foi impresso pela Gráfica Assahi em papel lux cream 70 g/m²
em setembro de 2025.

NOTA DA PUBLISHER

Tem algo estranho acontecendo: as pessoas estão se esquecendo de como é acordar descansadas. Não falo apenas de sair da cama, mas de se levantar com leveza, clareza mental, a sensação de que o corpo se regenerou de verdade. Em vez disso, profissionais brilhantes estão perdendo rendimento, relações estão estremecidas pela impaciência e uma inquietação silenciosa mantém todos em estado de alerta constante, sem nunca encontrar um ponto de repouso. É como se parar exigisse justificativa; como se desacelerar fosse uma falha.

Foi nesse cenário que este livro me atravessou. Cesar Gründling entendeu o que poucos têm conseguido traduzir: estamos pagando um preço alto demais por viver sem pausas. Em vez de oferecer soluções genéricas ou fórmulas milagrosas, ele propõe algo mais poderoso, com um olhar realista e sensível sobre como recuperar a qualidade do sono, do foco, da saúde emocional sem abandonar a vida, aprendendo a conduzi-la com mais inteligência e respeito ao próprio ritmo.

Cesar me chamou atenção desde o início. A autoridade dele vem, sim, dos títulos que carrega, assim como escuta ativa. Ao longo de mais de vinte anos, ele acolheu em consultório centenas de pessoas esgotadas, ansiosas, que sofriam de bruxismo, dores crônicas e cansaço mental. Não se contentou em aliviar sintomas e foi atrás das causas. Estudou, testou, refinou métodos e, acima de tudo, construiu um modo de cuidar das pessoas que vai além da clínica. A força deste livro vem dessa experiência acumulada, traduzida em linguagem acessível e prática, sem perder o rigor.

Quem se permitir mergulhar nesta leitura vai entender, na prática, como decisões simples podem mudar toda a relação com o próprio corpo e com o tempo. Vai descobrir que sono, foco e alimentação não são apenas temas de bem-estar, e sim chaves para viver com presença, energia e propósito. Vai aprender, assim como vai se reconhecer. E, se aceitar o convite, pode começar uma transformação duradoura. Uma vida sem exaustão não é privilégio, é uma escolha. E ela começa aqui.

ROSELY BOSCHINI
CEO e Publisher da Editora Gente

Para Robby, Duda e Lipe, pela compreensão de minha ausência física enquanto minha alma escrevia. Vocês são a presença que me inspira em cada palavra escrita...

AGRADECIMENTOS

Desde a mais tenra infância, um sonho me acompanhou como uma chama viva: o desejo de ser escritor. Lembro-me com clareza do momento em que, cheio de esperança, por volta dos 13 ou 14 anos, confessei a meus pais essa paixão que pulsava em meu peito.

Meu pai, com o olhar sério e a voz firme, me orientou a escolher uma "profissão de verdade". Naquele instante, a frustração me envolveu, como se um horizonte se fechasse diante de mim. Mas o tempo, sábio mestre, revelou o sentido profundo daquela orientação.

Foi por meio de uma "profissão de verdade", a odontologia, tão profundamente humana, que pude tocar milhares de vidas e me dediquei a um estudo intenso e rigoroso sobre o ser humano integral, fundamentado no tratamento da dor e do sono, o que lapidou meu olhar e minha escrita crítica, permitindo-me ser um autor refinado, comprometido com um tema que pulsa no coração do mundo contemporâneo: a qualidade do sono como principal fonte da energia individual.

Obrigado, pai, por todo o suporte e apoio enquanto esteve entre nós. Sua presença ainda ecoa em cada conquista minha. Obrigado, mãe, pela ternura que me moldou um homem de valor, e por me dar o privilégio de ter você a meu lado enquanto realizo este grande sonho. Meu obrigado também ao meu irmão Cícero, companheiro de jornada e mestre silencioso nas ciências odontológicas, cuja sabedoria e generosidade influenciaram muito do que hoje sei e sou.

Agradeço, com toda a força de meu ser, aos pacientes e alunos que me confiaram histórias e desafios nas últimas duas décadas, pois foram eles que me ensinaram a me aplicar na ciência da vida, transformando conhecimento em verdadeira evolução. Foi com essas pessoas que pude aprender a escutar dores silenciosas, observar padrões invisíveis e tocar, com ciência e compaixão, a alma humana. Por meio delas, desenvolvi não apenas um método, mas um olhar. E foi esse olhar que me permitiu escrever com profundidade, propósito e verdade.

Minha jornada não se fez só. A meus mentores intelectuais e colegas professores, verdadeiros faróis na vastidão da odontologia e das neurociências, meu reconhecimento eterno. Foram muitos, ao longo dos últimos vinte e cinco anos, homens e mulheres que abriram portas seguras e fascinantes para minha transformação em ciências biológicas e humanas, guiando-me com sabedoria e inspiração. Também não poderia deixar de mencionar a imensurável contribuição de minha atenciosa editora, Juliana Fortunato, pela dedicação genuína e pelas sugestões brilhantes, que deram a melhor forma a este texto.

Robby, minha fortaleza emocional, a família, dedico meu mais profundo amor e gratidão. Minha esposa, Robby, companheira incansável, luz mestra que ilumina meus passos com amor profundo e coragem ímpar. Graças ao suporte dela, este livro se concretizou. Te amo! A meus filhos, Duda e Lipe, meus maiores projetos de vida, que me ensinam diariamente o valor do amor incondicional, da esperança e da continuidade. Vocês três são o sopro que gerou cada palavra neste livro e a razão pela qual cada desafio se torna possível de ser superado.

Por fim, agradeço à realidade superior, a força desconhecida e poderosa que permitiu que meu propósito tomasse forma e vida. A maior inteligência do Universo possibilita que toda a energia flua em constante movimento e me guia para impactar pessoas com um tema tão urgente e escasso de alívio no mundo moderno, oferecendo esperança, consciência e renovação.

Este livro é a materialização de sonhos, desafios, aprendizados e, acima de tudo, de compaixão, uma força que transcende o papel e se entrega a cada leitor como um caminho individual para a gestão da própria energia e transformação pessoal.

SUMÁRIO

Prefácio 13

Introdução 17

CAPÍTULO 1
A sociedade da exaustão 25

CAPÍTULO 2
Qual preço estamos pagando? 31

CAPÍTULO 3
A regra primária da vida 39

CAPÍTULO 4
O que você realmente sabe sobre si mesmo 51

CAPÍTULO 5
Sono: o alicerce da vida 67

CAPÍTULO 6
Códigos da alta performance do sono 81

CAPÍTULO 7
Os inimigos do sono e como dominá-los 91

CAPÍTULO 8
O movimento e o despertar 101

CAPÍTULO 9
Desconecte-se para se conectar: o pilar do foco 109

CAPÍTULO 10
Mindfulness em ação: o poder do momento 125

CAPÍTULO 11
Neurônios na barriga: o elo cérebro-intestino 155

CAPÍTULO 12
Comer certo é um ato de amor-próprio 165

CAPÍTULO 13
Não há reforma sem derrubar algumas paredes 177

Referências 186

PREFÁCIO

Existem livros que nos despertam. Outros que nos confrontam. E há aqueles que, mais do que isso, nos devolvem algo que perdemos sem nem perceber: a conexão com o essencial. Este livro, escrito pelo dr. Cesar Gründling, é exatamente isso. Um reencontro. Um realinhamento. Um chamado urgente e amoroso a todos nós que, em algum ponto do caminho, começamos a chamar de "vida normal" aquilo que, na verdade, é pura exaustão.

Conheço o dr. Cesar há tempo suficiente para afirmar: a sabedoria dele vem não apenas dos livros, mas também da escuta. Escuta clínica, escuta sensível, escuta da alma humana. Por mais de duas décadas, ele olhou nos olhos de milhares de pacientes – cada um trazendo dores físicas, tensões invisíveis, noites maldormidas, histórias em colapso – e, com um olhar que vai além da odontologia, acolheu, cuidou e reconstruiu.

Não é à toa que este livro carrega uma força tão transformadora. Ele nasce da experiência real, da prática cotidiana, do compromisso com a verdade. E a verdade que Cesar revela aqui não é confortável, é libertadora: vivemos em uma sociedade doente de pressa, intoxicada de estímulos e desconectada do próprio ritmo. Estamos confundindo produtividade com presença, desempenho com vitalidade, metas com propósito. E o preço está sendo pago silenciosamente – no corpo, na mente, nas emoções, nos relacionamentos e, sobretudo, na qualidade do sono.

Mas este livro não é só um alerta. Foi construído com base em ciência, prática clínica e profunda compaixão. Cesar não escreve para impressionar. Ele escreve para transformar. Ele não quer que você apenas entenda o que está acontecendo. Ele ensina – e sabe – que é possível viver diferente. E por isso, a cada capítulo, entrega ferramentas, clareza e um convite direto: você pode se recuperar da exaustão. Você pode dormir bem, acordar renovado e viver com mais energia, lucidez e equilíbrio. Isso não é um privilégio de poucos. É um direito seu.

Ao longo da leitura, você perceberá que o sono é apenas o começo. Dormir bem é o ponto de partida para pensar melhor, sentir com mais serenidade, liderar com mais presença, criar com mais foco e se relacionar com mais empatia. Porque, como Cesar mostra, a exaustão não rouba só o descanso; ela rouba também nossa clareza, nosso discernimento, nossa capacidade de escolher com sabedoria. Quando estamos exaustos, tudo dói mais. Tudo pesa mais. Tudo fica mais confuso.

É por isso que este livro tem tanto poder. Ele não é um manual técnico, é um companheiro de jornada. Um lembrete gentil, mas firme, de que você não precisa seguir nesse piloto automático que adoece. É possível desacelerar sem perder desempenho. É possível descansar sem se sentir culpado. É possível prosperar sem se destruir. Mas, para isso, é preciso reaprender. Reaprender a dormir, a respirar, a silenciar, a cuidar. E ninguém melhor do que o dr. Cesar para conduzir esse processo com precisão, sensibilidade e humanidade.

A autoridade está nas histórias que ele carrega. Nos pacientes que chegaram esgotados e saíram transformados. Nos relatos que não estão apenas nas páginas, mas nas entrelinhas, onde Cesar deixa transparecer algo que nenhum diploma ensina: ele realmente se importa. E é por isso que este livro chega com tanta alma – ele é feito por alguém que entende não só de sono, mas também de gente.

Eu poderia dizer que este livro é importante, mas isso seria pouco. Ele é essencial. Em um tempo em que todos correm, produzem e buscam desempenhos cada vez mais expressivos, até colapsar, ele nos lembra do que realmente sustenta tudo: o descanso que regenera, o sono que cura, o silêncio que reorganiza. E nos mostra, com base sólida, que o sono de qualidade é um investimento em tudo que você quer conquistar, e não perda de tempo.

Leia este livro com atenção. Mas, mais do que isso, aplique. Pratique. Permita-se viver o que ele propõe. Ao fazer isso, você cuidará de sua energia, sua clareza, sua capacidade de amar, liderar, empreender, criar e ser você por inteiro.

Este é um livro que transforma, pois quem o escreveu vive essa transformação com cada pessoa que encontra. Dr. Cesar não entrega um conteúdo, mas sim um caminho. Se você se permitir caminhar com ele, encontrará algo que talvez já nem soubesse que sentia falta: o prazer de acordar com energia. A leveza de viver com consciência. E a paz de saber que está, enfim, de volta a seu próprio ritmo.

Com respeito, carinho e profunda admiração,

EDUARDO SHINYASHIKI
Mentor de vidas em transição, escritor, palestrante
e eterno aprendiz do poder de ser quem se é

Meu propósito é despertar sua consciência crítica e entregar ferramentas eficazes para que você aproveite, ao máximo, a qualidade do sono que é possível na fase da vida em que você está.

Dormir é um ato revolucionário
@cesargrunn

INTRODUÇÃO

A falta de sono está nos tornando menos eficientes?

Não é incomum encontrarmos pessoas sonolentas bocejando – em qualquer lugar e horário. No escritório, sempre há alguém agarrado a uma xícara de café. A automotivação é vencida pelo cansaço. Você bocejou nos últimos dez minutos ou, por acaso, acabou de soltar sua xícara de café? Se sim, esses são apenas alguns dos sinais de que algo pode estar errado com a qualidade de seu sono.

Você já se perguntou o que acontece quando o corpo repousa, mas não descansa de verdade? Dormir a "noite toda" em um sono superficial e cheio de interrupções tem pouco a ver com sono reparador. Entender que a privação do sono tem uma relação de mão dupla com o estresse emocional é o começo para refletir sobre nossa saúde para o futuro. Quanto mais estresse emocional, menos qualidade de sono. Quanto menos qualidade de sono, mais estresse. Nem todo mundo tem a habilidade necessária para modular a sobrecarga emocional ou lidar com a alta intensidade dela. Se estivermos exaustos, tudo piora e nos tornamos simplesmente incapazes de reagir bem a cargas elevadas de estresse.

Ao longo de vinte e cinco anos como especialista em dor orofacial e odontologia do sono, recebi em minha cadeira odontológica centenas de pessoas sobrecarregadas, com o sono atrasado, queixando-se de dores crônicas e bruxismo de rachar os dentes, sendo um resultado direto de estilos de vida hiperestimulados e desregulados. Durante as sessões de manipulação e relaxamento muscular, alguns pacientes adormecem ligeiramente, como se encontrassem uma rede acolhedora sob a sombra de um coqueiro, embalados pela brisa suave de um oásis no meio de um deserto escaldante. Nesse cenário, a cadeira odontológica reclinada é a rede, e o ar-condicionado oferece a brisa que alivia, ainda que por um momento, o calor sufocante dos conflitos da vida moderna.

Um número cada vez maior de estudos tem associado a falta de sono a um aumento significativo no risco de diversas doenças graves. O sono inadequado também eleva o risco de doenças cardiovasculares e diabetes, além de provocar maior vulnerabilidade ao câncer. Tudo isso já nos dá motivos de sobra para repensar o modo como estamos tratando o sono. Além disso, dormir mal por um longo período está ligado a problemas como infertilidade, baixa imunidade, perda da libido, demência precoce, ansiedade e depressão, evidenciando como o sono precário pode transformar nossa vida, de maneira abrupta e profunda.

Então o que temos a nosso favor? Ora, sabemos que a maioria dos problemas para dormir tem solução e que os transtornos do sono mais comuns podem ser combatidos com medidas conservadoras e naturais. Se dormir mal está associado a uma menor expectativa de vida e à diminuição da sensação de bem-estar, por que as pessoas não estão conseguindo usar esse recurso natural para viver mais e se revigorar? Existe por aí muita gente engajada em praticar atividade física e manter uma dieta equilibrada e com suplementos de todas as naturezas; porém, quando o assunto é dormir, parece haver uma resistência invisível embasada na nova cultura da "perda de tempo na cama".

Em um passado não muito distante, quando caía a noite, as pessoas começavam a se preparar para relaxar. O termo "meia-noite" tinha uma representação literal: meio da noite. A essa hora, já fazia um bom tempo que todos estavam dormindo. Hoje, se você espiar pela janela, contará inúmeras outras janelas ainda iluminadas no meio da madrugada. O que toda essa gente anda fazendo acordada?

Nossos lares, tão iluminados, simplesmente nos fazem esquecer que escureceu e que a noite foi primariamente feita para o descanso. Alguma coisa apagou de nossa memória que nossos antepassados iam para a cama algumas horas após o anoitecer. Por favor, não me interprete mal, não estou querendo insinuar que voltemos ao passado. Mas é meu papel esclarecer que, dentro de nosso cérebro, há um relógio biológico e, por milhares de anos, ele funcionou com um tipo de ajuste e agora está sendo desregulado de uma maneira repentina e acentuada.

Considerando-se que a imensa maioria dos seres humanos precisa de sete a nove horas de sono por noite para colher os verdadeiros benefícios de dormir, prevenir doenças e despertar revigorada, a realidade que enfrentamos é alarmante: estamos diante de um problema global de privação de sono com consequências profundas. Para que o corpo funcione sem sobrecarga e a mente opere em plena capacidade cognitiva e emocional, essa média de horas de sono deve ser respeitada com regularidade, noite após noite. Ignorar essa necessidade básica é comprometer silenciosamente a saúde, a produtividade e o bem-estar.

Talvez você esteja pensando: "Isso não faz sentido. Como vou dormir tudo isso se mal consigo chegar em casa antes das 9 da noite e já preciso estar de pé às 5 e meia da manhã para dar conta das minhas obrigações?". Você não está sozinho nessa empreitada. Não vou culpá-lo pela vida que a sociedade moderna nos imputa. Mas preciso lembrar que é muito provável que seu organismo esteja operando em sobrecarga. Talvez você já sinta isso, mas não consiga identificar que é porque descansa insuficientemente.

Foi por esse motivo que nasceu este livro. Após acompanhar tantos pacientes adoecendo em silêncio, meu propósito é despertar sua consciência crítica e entregar ferramentas eficazes para que você aproveite, ao máximo, a qualidade do sono que é possível na fase da vida em que você está. Trabalharemos juntos para que você consiga dormir mais de seis horas, em um futuro próximo, e tente alcançar sete ou mais horas de sono ainda nesta vida. Fechado?

A maioria das personalidades, dos empresários e de outras pessoas expoentes tem uma característica em comum: o fato de tornarem inegociáveis a quantidade e a qualidade de sono necessárias. É por isso que essas pessoas têm os resultados que têm, mesmo provavelmente sendo tão ocupadas quanto qualquer um de nós. Ainda que muitos vendam a ideia de que dormir é uma "perda de tempo produtivo", saiba que as pessoas realmente bem-sucedidas não abrem mão desse recurso. Por isso, quero que você estimule seu poder de escolha e tente ajustar fatores de risco que lhe permitam não precisar gastar com remédios precocemente. Digo isso justamente porque já vi muita gente que desgastou a "engrenagem orgânica" antes da hora e descobriu que essas "peças" não tinham reposição. A má qualidade do sono corrói o organismo em silêncio.

Com frequência inicio minhas palestras com a seguinte pergunta: "Quem aqui consegue viver tranquilamente dormindo mais ou menos cinco horas por noite?". Mais de 10% da plateia – às vezes até 20%, se estiver falando para jovens empresários – levantam a mão. Eu os congratulo e digo que, de fato, existe um grupo seleto chamado de "dormidores curtos". Essas pessoas conseguem dormir entre quatro e seis horas, no máximo, e acordar revigoradas (física, mental e emocionalmente), performando no mais alto nível. Nesse momento, vejo uma expressão de satisfação e poder no olhar daqueles que ergueram a mão.

Contudo, a realidade nem sempre é o esperado. Os dormidores curtos são uma parte muito pequena e privilegiada da população, resultado de mutações genéticas ainda pouco compreendidas. Talvez não passem de 1% da população. Portanto, talvez apenas uma ou duas pessoas em um grupo de cem sejam de fato dormidores curtos. É provável que você não seja um deles.

Há outra questão que também ouço com muita frequência e preciso desmistificar: a estratégia de recuperar o sono perdido ao dormir mais nos fins de semana ou dias subsequentes à privação do sono. Essa tese não se sustenta porque o dano da sobrecarga física imposta ao organismo já foi consumado durante a privação. Portanto, se você se agarrava à tese de roubar horas de sono na semana para "recuperá-las" dormindo mais depois, esqueça! Seu desgaste orgânico e mental já aconteceu.

Mas vamos com calma. Não feche o livro agora. Ainda que você tenha crenças falsas sobre dormir, existe uma maneira de conquistar uma noite de sono exemplar. Ou você achou que eu jogaria todo esse balde de água fria e não teria um cobertor quentinho para oferecer em troca?

No fim dos anos 1990, quando comecei a tratar pacientes com transtornos do sono relacionados a dor crônica, ronco e bruxismo, meu foco inicial era aliviar as dores, reduzir o ruído desconfortável do ronco e prevenir o desgaste causado pelo ranger dos dentes. No entanto, logo percebi que, após a recuperação da qualidade do sono, a vida das pessoas mudava significativamente, não apenas em relação aos sintomas físicos, mas sobretudo nas capacidades mentais e nos estados emocionais. Minha missão ia muito além de tratar sintomas. Passei a me dedicar profundamente ao estudo da neurociência do sono, para compreender os mecanismos que fazem desse estado natural algo tão poderoso para reestruturar o organismo todas as noites.

No início dos anos 2000, com o aparecimento de novas tecnologias de neuroimagem, o estudo do sono sofreu uma grande revolução científica, que nos permitiu compreender muito melhor como o cérebro humano funciona, inclusive os processos neurofisiológicos subjacentes ao sono. Nesse ambiente científico fértil, o papel e as funções dos estágios do sono foram parcialmente decifrados. Os últimos vinte e cinco anos ofereceram provas contundentes de que a humanidade precisa olhar com mais atenção para a qualidade do sono.

Enquanto um mundo de novas possibilidades se abria e tornava a vida mais dinâmica e confortável, nossas metas pessoais e profissionais também ficaram mais ousadas. Com a tecnologia, sentimos que podíamos mais e decidimos que não precisávamos descansar tanto. As plataformas digitais transformavam a velocidade da informação, e nosso cérebro, de alguma forma, precisou se adaptar a isso. Os "deuses digitais" sussurravam: se dormíssemos menos, teríamos mais tempo para explorar a sedutora era tecnológica e os milhões de oportunidades que ela oferecia. Hoje, mais de duas décadas depois, estamos descobrindo que nosso corpo e nossa mente têm limites físicos e cognitivos. Diante da exaustão e do cansaço, somos menos resilientes, empáticos e motivados.

No princípio da explosão digital, iniciei o mestrado em uma área fascinante da Odontologia, chamada Disfunção Temporomandibular e Dor Orofacial (DTM). Essa especialidade, que me abriu mais fronteiras para o estudo do sono, trata sintomas musculares desconfortáveis na região facial. Quando eu entrevistava esses pacientes, era perceptível que havia um quadro psicossomático de sobrecarga emocional aumentada e que muitos deles sofriam de uma ansiedade geradora de angústia e preocupações excessivas. Também era nítido que o descalabro emocional afetava diretamente a qualidade do sono e impedia o restabelecimento do reparo muscular.

Quando permanecemos com níveis de tensão emocional aumentados, a tensão muscular também aumenta, o que pode gerar dores pelo corpo.

Foi a partir desses quadros complexos que passei a me dedicar a entender quais fatores estavam influenciando as pessoas a adotarem hábitos comportamentais e estilos de vida que estavam tirando o sono delas e baixando a qualidade de vida como um todo. Fiquei surpreso com o que encontrei e compartilharei com você ao longo desta obra.

Assim nasceu a solução prática que aplicaremos juntos para melhorar seu descanso. Esse processo parte do princípio de que dormir com eficiência restaura o organismo físico, regula as emoções e revigora os processos mentais em nome de um melhor desempenho. O sono saudável é o alicerce principal sobre o qual toda a saúde física, mental e emocional é construída e sustentada. Melhores decisões dependem de processos cognitivos refinados, condições emocionais favoráveis e um corpo físico restaurado. Uma única lacuna nessa tríade faz a qualidade das escolhas ir por água abaixo. Quanta gente por aí se arrepende ou remói as decisões de ontem? Quanta gente perde o sono por escolhas impulsivas e equivocadas?

Algo que posso afirmar com convicção e com base em minha experiência clínica é: nunca acredite que você pode dormir mal ou menos do que precisa e ter a mesma performance produtiva e emocional de alguém que dorme bem. Chegou o momento de tomar uma decisão importante. Não adie uma prioridade, pois a vida acontece agora, no presente.

O cérebro humano pode ser treinado para reforçar circuitos neurais favoráveis e modificar padrões indesejáveis. Assim como você exercita seu corpo, pode treinar seu cérebro. É por isso que vou apresentar a você práticas fundamentadas em neurociência do sono, psicologia positiva e métodos acessíveis de mindfulness que potencializarão seus resultados.

Em uma sociedade da exaustão, quem domina habilidades de relaxamento e condicionamento cerebral está em vantagem ante os estímulos incessantes da era digital. Neste livro, você vai aprender a relaxar seu corpo e seu cérebro para extrair o melhor de cada hora de seu descanso. O condicionamento cerebral que você adota pouco antes de ir dormir faz toda a diferença para a qualidade do tempo que passa acordado.

Primeiro, você deve preparar seu cérebro para o descanso. E o que mais importa nisso tudo é que, ao despertar todos os dias, cada um de nós tem uma nova oportunidade de construir um ciclo sono-vigília melhor. Por isso, apresento-lhe um dos mantras deste livro: as escolhas que você faz enquanto está acordado influenciam diretamente seu sono, e a qualidade de seu sono determina como será seu dia seguinte e, por consequência, sua qualidade de vida.

Este não é um livro de autoajuda. Aqui, você não encontrará atalhos milagrosos ou promessas incríveis. Não espere respostas prontas, e sim muitas perguntas sobre seu ritmo de vida, sua história e sua biologia única. Não há evolução sem primeiro o despertar de um senso crítico que possibilite questionar suas certezas e vasculhar alguns esqueletos no armário. Simplesmente saber o que precisa ser feito não faz com que você o faça.

Só há dois ativos verdadeiramente seus na vida: energia e tempo. A forma como você recarrega sua energia e como a emprega em seu tempo vai determinar se está desperdiçando ou aproveitando ambos. A proposta que faço é: volte a si mesmo e adquira uma postura crítica sobre as influências que levam você a fazer as escolhas que tem feito. E busque aceitar que, toda vez que toma decisões, algo acontece dentro de seu corpo. Minha estratégia vai tornar você capaz de observar, refletir e, sobretudo, entender como os dois principais fenômenos da era moderna têm influenciado seus comportamentos, afetando a capacidade de recarregar sua energia: a hiperconexão digital e a sociedade da exaustão.

Tudo é energia. Cada pensamento, cada emoção, cada alimento, cada respiração influencia o modo como nosso organismo produz, consome e canaliza a energia vital. E só há uma maneira eficiente de mantê-la revigorada sem sobrecarregar a saúde: com um sono de qualidade. Para isso, é preciso desenvolver a autoconsciência e impedir que a sociedade da exaustão tome decisões por você. Aliás, quantas de suas escolhas diárias são realmente suas e quantas foram moldadas pela pressão da hiperconexão digital e pelo ritmo implacável da sociedade da exaustão? O que ou quem determina a hora que você deve se recolher para dormir ou o que deveria comer hoje?

É claro que todos somos influenciados pelo meio no qual estamos inseridos; então, deixe-me formular melhor a pergunta: por quanto tempo a cada dia você tem pensado por si mesmo? Nosso objetivo como humanos é evoluir; do contrário, permanecemos alienados emitindo opiniões que não são nossas e clichês modistas impostos pelas propagandas. Por isso, apresentarei ao longo desta obra o conceito científico do metapensamento, que nos permite usar nossos próprios pensamentos para questionar pressupostos externos do meio e conceitos internos que carregamos.

Acima de tudo, acredito na Alta Performance do Sono como o método de partida para a gestão eficiente da energia na direção da clareza mental. Nessa lógica, descrevo adequações, intervenções e recomendações para que você ajuste e refine os gargalos que drenam sua energia e roubam seu sono de qualidade. Após isso, ofereço práticas para treinar o cérebro no desenvolvimento do foco por mindfulness e atenção plena. Você vai descobrir embasamentos consistentes na neurociência para reduzir o estresse e promover a serenidade, fatores incondicionais para dormir melhor e produzir mais. Por fim, destaco que a qualidade da alimentação é a energia que você coloca para dentro do corpo. E, na gestão da energia individual, o que você come pode impulsionar ou estagnar você. Que tipo de energia você está consumindo? Tanto a falta quanto o excesso dela levam a doenças.

Talvez muito do que você leia aqui já não seja novidade, mas isso não significa que, de fato, você esteja vivendo o que sabe. Ao longo desta leitura, por favor, não adote condicionamentos limitantes como "isso eu já sabia", "isso é óbvio!" ou "isso não serve para mim". Essas frases são armadilhas disfarçadas de conhecimento e bloqueiam sua postura crítica e uma atitude proativa antes mesmo que ela comece.

Convido você a ler este livro com curiosidade e presença, como quem abre uma janela pela primeira vez para deixar o ar fresco entrar. Às vezes, o que muda uma visão de vida não é a novidade, e sim o momento em que você realmente se permite vivenciar o que já sabia – com profundidade, verdade e coragem.

Use e abuse desta leitura. Sublinhe, circule e rabisque os trechos que julgar importantes, dobre orelhas de páginas e releia capítulos quantas vezes achar necessário. Torne-o seu livro de cabeceira. Coloque o conteúdo em prática de acordo com suas necessidades. Você é a única pessoa que pode fazer isso.

Minha missão de vida é transformar a qualidade do sono e da vida de quem chega até mim. Que bom que você está aqui!

CAPÍTULO

1

A SOCIEDADE DA EXAUSTÃO

Estamos pagando com saúde
o que o ego cobra em status.

Quantas vezes você já deitou a cabeça no travesseiro, exausto, e mesmo assim sentiu que algo continuava inquieto, como se faltasse a paz necessária para dormir bem? Mesmo vivendo no mundo mais próspero e tecnológico desde o início da civilização, sentimos uma angústia desconfortável quando ficamos em silêncio. É verdade que cada sociedade enfrentou os próprios fantasmas e desafios ao longo das eras, mas nunca estivemos tão sobrecarregados "por dentro" em um mundo tão cheio "por fora".

Aos 46 anos, quando me procurou, Carlos tinha uma refinada habilidade em vendas. Estabelecia metas altíssimas, acordava muito cedo para trabalhar e não se permitia fazer pausas ao longo do dia – pelo menos até que todos os objetivos da agenda fossem batidos. "Tem dias que eu não almoço. Só engulo a comida", ele me contou. Quando chegava em casa, tentava amenizar a rotina intensa com a esposa assistindo a seriados até muito tarde. Com o tempo, o hábito de acordar cedo e dormir tarde, sem nunca fazer pausas, foi silenciosamente aumentando a tensão muscular e sobrecarregando o estado emocional.

"Nunca tive a necessidade de dormir muito, me viro bem assim", justificava ele. "Férias? Tiro alguns dias no verão com a esposa e meus filhos", ele me respondeu quando indaguei. Quando perguntei o que estava sentindo, ele me disse: "Sinto que aperto muito os dentes. Quando acordo pela manhã, minha mandíbula está toda tensa. Às vezes, meu pescoço dói um pouco".

O bruxismo do sono, caracterizado pelo apertamento ou ranger excessivo de dentes, é um dos transtornos do sono mais comuns e tem associação frequente com rotinas intensas e estilos de vida desregrados. É claro que Carlos não estava apenas com a mandíbula tensa. Aquilo era o que mais o incomodava naquele momento. A saúde muscular geral dele estava comprometida: tinha dores de cabeça tensionais, dores cervicais e desconforto na lombar. Mas, como ele mesmo dizia: "Está tudo bem. Estou só um pouco tenso. Gostaria de melhorar essas dores porque me atrapalham para comer".

Como muitos pacientes que me procuram, Carlos minimizava o fato de que a saúde física e mental dele estava gradualmente piorando. Uma das primeiras advertências que o corpo nos dá quando está sobrecarregado é a tensão muscular.

Carlos tomava medicação contínua para pressão e colesterol, não se alimentava muito bem nem fazia exercícios físicos regulares. Quando o instruí a ajustar alguns aspectos comportamentais com o objetivo de dormir melhor e praticar pausas estratégicas em meio à rotina pesada, ele descobriu que não conseguia fazer isso. Estava condicionado a um estilo de vida completamente avesso ao relaxamento. Na verdade, sentia-se estressado e angustiado por trás de um "sorriso bem-sucedido".

"Só quero melhorar um pouco essa dorzinha", ele continuou minimizando. Então perguntei como ele estava se sentindo emocionalmente. Um sinal claro de que nossa saúde mental está em desequilíbrio é o estado emocional que manifestamos junto às pessoas mais próximas, justamente aquelas que mais amamos. Afinal, não podemos ser mal-humorados no mercado de trabalho. Clientes não gostam de cara fechada. Mas, com a família, não precisamos disfarçar a exaustão; é com as pessoas íntimas que revelamos nosso verdadeiro estado emocional.

Carlos me confessou que não estava tudo tão bem assim. A empresa dele havia crescido e estava exigindo muito. Com frequência, se sentia irritado e impaciente com os familiares. Apesar de não admitir abertamente, estava estressado. Chegava exausto em casa, e quando demandas desafiadoras da vida familiar surgiam, acabava entrando em atritos desproporcionais com a esposa e tinha discussões hostis com o filho pré-adolescente. Estava frustrando a esposa e afastando o filho. Era um péssimo sinal.

Percebi em Carlos algo muito comum em pessoas sobrecarregadas: achar que a saúde física está melhor do que realmente está e relativizar a saúde emocional com frases como: "Sabe como são as coisas hoje em dia... às vezes a gente explode em casa. Mas tudo bem". Na verdade, não está tudo bem.

Então, com muita gentileza e abertura, expliquei que entendia como ele se sentia na rotina puxada de profissional de vendas. Independentemente da profissão, todos estamos, de alguma maneira, vendendo algo: um serviço, um produto ou nossa imagem. Precisamos estar sempre sorrindo, sendo convincentes, mostrando segurança e buscando criar uma conexão genuína com as pessoas. Isso exige muita energia emocional. Há dias que chegamos em casa aborrecidos e somos intolerantes com as pessoas que amamos. Pedi a Carlos que entendesse que a falta de sono e o cansaço mental pioram muito essas flutuações emocionais e tornam nossas reações desproporcionais e mais agressivas.

Quando desentendimentos dessa natureza passam a fazer parte da vida familiar, pessoas perdem o vínculo e relacionamentos se desgastam. Você já se deparou com um ditado que diz que "palavras ditas são como flechas lançadas: depois que saem, não podem mais ser recolhidas"? A privação do sono e a exaustão são conhecidas como grandes destruidoras de relações. Pessoas que sempre caminharam lado a lado se frustram e veem parcerias, antes sólidas e agradáveis, mostrarem sinais evidentes de desconexão diante do estresse acumulado.

Imersa em um mundão de aparências, a "sociedade da alta performance" exige que sustentemos expressões firmes para "operar no mercado". Mas, em algum momento, somos obrigados remover a "máscara social" que vestimos todos os dias. Essa é uma das razões pelas quais prosperidade e sucesso nem sempre significam bem-estar, vida de qualidade ou saúde. Em compensação, se estivermos recarregados, com a mente revigorada e as emoções restauradas por um sono de qualidade, nossas chances de lidar bem com um dia difícil aumentam substancialmente. O sono é um regulador natural das emoções, e o descanso é um modulador da serenidade.[1]

Fernanda me procurou pela mesma razão de Carlos: bruxismo excessivo. Ela já estava na fase avançada do jogo que costumo chamar de Desafio da Rotina Pesada. Nele, os "jogadores" se privam do sono e trabalham de doze a dezesseis horas por dia para comprar um futuro próspero. Fernanda já não conseguia mais acordar revigorada, o casamento dela havia acabado recentemente e a vida de CEO na área de vendas estava um turbilhão. Quando se deitava na cama, a mente de Fernanda era invadida por pensamentos opressores, pelo medo de não dar conta da vida e por angústias mal-resolvidas.

Ao longo do dia, o cansaço alimentava a crença de que ela nunca mais conseguiria ter a mesma produtividade de antes. A equipe que liderava estava com a performance abaixo no ranking nacional de conversão de vendas da empresa, devido a decisões estratégicas equivocadas e excesso de retrabalho por causa dela. "Não consigo mais dormir bem. Até apago a noite toda, mas ainda assim acordo cansada. Recomendaram que eu tirasse alguns dias de folga porque já fazia tempo que não parava. Fiz uma viagem para o Nordeste, mas não consegui relaxar muito. Parecia que não conseguia me desconectar. Toda hora me via respondendo o WhatsApp ou rolando o feed", foi o que ela me contou.

"De férias, mas disponível", brinquei. Ela disse que sentia o raciocínio mais lento, que às vezes se pegava lendo várias vezes os mesmos gráficos na tela do computador. Vivia à base de café e com a mente muito confusa. Isso me leva a destacar que um dos primeiros sinais de que estamos dormindo mal é exagerar em cafeína, energéticos ou psicoestimulantes para manter o foco ao longo do dia. Outro sinal claro é empacar lendo diversas vezes as mesmas linhas de um documento ou relatório por falta de concentração.

Fernanda estava emocionalmente sobrecarregada. O estresse aumentado é um dos agentes mais poderosos na supressão da capacidade de relaxar. Pessoas estressadas, ansiosas e inquietas têm uma característica em comum: dormem mal e não conseguem se desconectar. Mesmo que até achem que dormem por uma quantidade satisfatória de horas, a qualidade do sono é pouco reparadora, perpetuando a sensação de cansaço como se nunca dormissem o suficiente. Quando saem de férias, não conseguem se sentir absolutamente plenas e descontraídas.

"Chego em casa aborrecida, mal-humorada e com muita fome. Já ganhei mais de 7 quilos desde o fim do casamento", Fernanda me contou, angustiada. As emoções dela estavam oscilando precipitadamente, indo do medo, da raiva e da ansiedade para momentos de euforia descontrolada. O estresse e a privação do sono alteram os padrões hormonais ligados ao apetite. Essa confusão de sentimentos desencadeia comportamentos impulsivos, como buscar alívio imediato em ataques compulsivos à geladeira, preferindo alimentos calóricos ou mergulhos por longos períodos nas redes sociais. A frustração que acompanha esses comportamentos, somada ao ganho de peso, agrava ainda mais a situação, criando um ciclo angustiante.[2]

Como comentei antes, o desempenho da equipe de Fernanda estava muito abaixo da média. Por decisões equivocadas causadas por distrações bobas, ela acabou os induzindo ao erro. A falta de foco era maior do que nunca. Foi quando apareceram as dores perto do ouvido e na cabeça, a mandíbula tensa, os dentes cerrados mesmo durante o dia. Ela estava se queixando de outro tipo de bruxismo bastante comum na sociedade da exaustão: o bruxismo da vigília, que causa o apertamento de dentes quando estamos acordados, mesmo sem nos darmos conta.

Naquele estado, Fernanda não era mais produtiva como nos tempos em que fora promovida ao cargo de CEO pelo recorde de vendas na companhia. Impedida pelo cansaço, a capacidade mental de processar pensamentos rápidos e tomar decisões assertivas ficava limitada. Sentia uma frustração perturbadora por não conseguir mais render no mesmo nível de antes. Profissionais de venda privados de sono são menos eficientes e demandam mais suporte operacional da empresa.[3] Se, além de exaustos, estiverem pressionados na posição de liderança, inevitavelmente acabam derrubando o desempenho geral. Apenas uma noite maldormida já é capaz de reduzir o pensamento criativo e a habilidade de atualizar planos estratégicos diante de cenários em constante mudança.[4] Como consequência, chefes cansados e estressados cometem mais erros, que precisam ser corrigidos pelas equipes.[5] Resultado: perda de tempo e de dinheiro. Tudo o que o mundo corporativo abomina.

Nossa rotina, mesmo que enérgica, não precisa ser levada acima do limite do desgaste físico e emocional. Essa visão distorcida disseminada em filmes, seriados e palestras motivacionais quer que acreditemos na romantização do sofrimento como a única condição para alcançar o sucesso e o bem-estar. Segundo a sociedade da exaustão, a prosperidade e a satisfação com a vida só são possíveis se roubarmos horas de nosso sono e as trocarmos por longos períodos em busca de conquistas incessantes. Por outro lado, a ciência mostra que esse comportamento produz doenças físicas limitantes, restringe habilidades mentais e enfraquece o controle emocional, muitas vezes acabando precocemente com carreiras e relacionamentos.

E não é isso que queremos. Estou certo?

CAPÍTULO

2

QUAL PREÇO ESTAMOS PAGANDO?

Noites maldormidas são dias malvividos.

Desde que há registros – e, provavelmente, em todas as eras –, nunca a humanidade dormiu tão pouco e tão mal. Tão pouco em quantidade de horas e tão mal em qualidade de sono.[6] Muitos aparentemente dormem, mas acordam cansados. Esse padrão está eclodindo a partir de um gatilho muito comum: comportamentos e hábitos antagônicos ao descanso. Quando finalmente buscamos o alívio do sono, somos confrontados com a incapacidade de alcançá-lo ou desfrutá-lo na plenitude, como se a própria essência do descanso estivesse nos punindo.

Em uma era em que a informação viaja tão rápido, corremos, sem rumo certo, atrás de algo que se esvai nas brumas de nossa insônia. Às vezes, nem sabemos exatamente o que buscamos, mas tememos a ausência dessa busca. A sensação de estar parado, relaxando, dispara o peso invisível da culpa de não estarmos fazendo o suficiente. Não importa se o corpo implora por mais uma hora de sono, se a mente clama por um suspiro de alívio, pois seguimos na marcha, com café, energéticos e promessas de um amanhã diferente.

Que força influente e persuasiva é essa que nos impede de desacelerar? O cansaço abafa a lucidez, faz perder a autoconexão e sobrecarrega as emoções. Diante do constante zumbido das notificações e entre os gritos incentivadores de uma sociedade altamente crítica, nos perdemos, submersos na agitação. Talvez, no fundo, o que nos falte seja apenas a coragem de nos permitirmos, finalmente, experimentar um pouco mais de calma.

Há alguns anos, o mundo venceu a pandemia de covid-19, mas está longe de vencer a maior delas: a "pandemia" da privação do sono e da dificuldade de desconectar a mente. O exílio da paz interior faz a humanidade ser consumida pelo culto do desprezo pelo sono. Os verbos "pausar", "recarregar" e "dormir" simbolizam, em linguagem indireta, fraqueza ou perda de tempo neste mundão de oportunidades.

Desde os primeiros ecos da era industrial, essa "pandemia" se alastra, sem um fim à vista. Corpos suplicam por repouso e mentes se esgotam, mas nossa cultura se recusa a ceder. A pressão de produzir e conquistar virou um acordo social. Quem não se enquadra, desagrada. Males modernos que nos afligem e sugam nossas emoções, nos induzindo a acreditar em promessas vazias, atalhos mágicos e prazeres imediatos que, de tão superficiais, nos deixam ainda mais sedentos, como se bebêssemos água salgada.

Enquanto corremos desesperadamente para "vencer" no mundo lá fora, uma inquietação invisível acorda todos os dias dentro de nós, coagindo mentes sonolentas a apostarem cada vez mais alto nesse jogo de azar. "Tenho invadido algumas madrugadas para adiantar minhas metas. Sabe como é, doutor, parece que a gente precisa estar o tempo todo fazendo alguma coisa, mas nunca é o bastante". Quem me relatou isso foi Carmen, na primeira consulta para tratar um desconforto muscular facial e dores de cabeça tensionais.

"Como vai seu sono?", perguntei. É claro que ela respondeu: "Não consigo mais dormir como antes". Quando bagunçamos nosso relógio biológico por dormir muito tarde com frequência, podemos ter dificuldades quando precisarmos dormir naturalmente. Porém, se em algum momento da vida já conseguimos dormir bem, é porque conseguimos fazê-lo. Certo? Então precisamos resgatar isso. E foi exatamente o que eu disse para Carmem, que contestou: "Tenho uma rotina muito pesada, doutor. Estou em um momento profissional muito bom. Preciso aproveitar".

Parece que quando o mundo gira freneticamente em nosso entorno, nos oferecendo tantas oportunidades, passamos a interpretar que parar para recarregar as energias é literalmente uma perda de tempo. Afinal, em um planeta que nunca dorme, que sentido faz dar-se esse privilégio? Por isso, é importante montar uma estratégia para que possamos cumprir nossas obrigações sem ficarmos doentes.

Ainda nesse sentido, será mesmo que dormir é sinônimo de perda de tempo ou oportunidades? Para responder a essa pergunta, vamos fazer uma rápida reflexão do ponto de vista evolutivo. O ser humano passa um terço do total de vida no estado do sono, tendo evoluído ao longo de milhões de anos nesse modelo.[7] Só podemos tirar uma conclusão: ou a natureza é sábia, ou é preguiçosa. A nobreza da biologia evolutiva me faz acreditar na primeira opção. Deve haver uma razão fundamental por trás dessa modelagem genética, já que, de fato, aprendizado, memória, capacidade física e cura estão diretamente ligados ao sono.

Contudo, desde o florescimento da cultura do capitalismo de alta performance, sonhos se tornaram metas, e o valor humano passou a ser medido pela quantidade de horas produtivas. Esse compasso foi reduzindo drasticamente as horas de descanso da população. Apesar de a produtividade geral ter aumentado, o bem-estar e a qualidade de vida das pessoas têm sido afetados. Uma pesquisa do Instituto Ipsos avaliou dados de saúde da população economicamente ativa no mercado de trabalho brasileiro, entre as diversas classes sociais, e revelou que um terço dos trabalhadores relata insatisfação com a qualidade do sono, quase um quarto está insatisfeito com a alimentação, enquanto 20% estão descontentes com o equilíbrio entre vida pessoal e profissional. Ademais, 21% reclamam de dificuldade de foco e 54% estariam dispostos a abrir mão de uma promoção se acreditassem que isso afetaria a qualidade de vida deles.[8]

Em um cenário global, quase metade da população mundial está sofrendo de algum tipo de dificuldade para dormir, mas esse número pode ser bem maior, porque muitas pessoas ainda não têm um diagnóstico relacionado ou nunca procuraram ajuda especializada.[9] Isso é muita gente. A forma mais grave de insônia, a insônia crônica, está presente em aproximadamente 10% das pessoas. Estima-se que outros tipos mais comuns de insônia atinjam cerca de 30% dos habitantes da Terra.[10] Isso significa que, talvez, uma em cada três ou quatro pessoas que você conheça esteja passando por problemas para dormir. E é bem possível que você esteja nessa conta, não é mesmo?

Nas sociedades pós-industrializadas, a média de horas de sono está cada vez mais longe das sete a nove horas por noite preconizadas pela Fundação Nacional do Sono dos Estados Unidos. Por lá, mais de 35% dos adultos dormem menos de sete horas por noite.[11] No Brasil, segundo o Instituto do Sono, a média é ainda menor, de 6,4 horas.[12]

Esses indicadores são preocupantes, pois estão associados à escalada vertiginosa de problemas de saúde físicos, mentais e emocionais decorrentes da falta de sono, assim como do estresse crônico. Pelo menos é isso que cientistas e profissionais da saúde vêm sinalizando há anos. São consequências traiçoeiras do estilo de vida moderno, que causa efeitos danosos – alguns deles silenciosos, mas que se revelam devastadores com o tempo.

Um número cada vez maior de estudos tem relacionado a privação de sono e os níveis elevados de estresse a um aumento significativo no risco de enfermidades cardiovasculares, como derrame e infarto. Uma das razões para isso é o fato de que muito estresse e pouco sono mantêm a frequência cardíaca e a contração dos vasos sanguíneos aumentadas, o que também eleva substancialmente o risco de hipertensão, ou pressão arterial alta.[13]

A lista de complicações não para no coração. Comportamentos avessos ao sono também predispõem a distúrbios metabólicos, como obesidade e diabetes, por desregularem o fluxo hormonal.[14, 15, 16, 17] Igualmente, aumentam o aparecimento de dores musculares, nos expõem a maior vulnerabilidade a infecções, doenças autoimunes e ao temido câncer.[18, 19, 20, 21, 22, 23, 24]

Por outra via, a saúde mental é afetada com perda de memória, dificuldade de foco, sonolência diurna e procrastinação por baixa motivação.[25] No campo emocional, estamos perdendo a conexão conosco e com nossos relacionamentos, enfrentando sintomas de ansiedade e depressão.[26]

Tudo isso já daria motivos de sobra para repensarmos o modo como estamos tratando nosso organismo e quais apostas estamos fazendo para o futuro. Mas, de acordo com tudo que vimos até aqui, não estamos parecendo assim tão preocupados, não é mesmo? Pelo menos, não até que o desfecho bata à nossa porta.

Nos últimos dois séculos, elegemos um mantra social: prosperidade a qualquer custo. A rápida evolução tecnológica nos vendeu a publicidade do sucesso. Pressionados por uma cultura de resultados expressivos, desenvolvemos a crença predominante de que a realização de todos os desejos está atrelada ao sucesso absoluto. E, para alcançar esse sucesso, é necessário nos submetermos a um sofrimento sem prazo determinado, sacrificando nosso próprio bem-estar em nome, sobretudo, da estabilidade financeira. A mensagem implícita não poderia ser mais clara: em um ambiente altamente competitivo, a única receita para o sucesso é a produtividade incessante. Trabalhar até o limite, roubar preciosas horas de sono e, sempre que possível, ignorar as folgas. Até se tornar próspero.

Quando, finalmente, atingimos certo grau de prosperidade, um vídeo motivacional da internet surge para nos dizer que a jornada na sociedade da exaustão nunca tem fim: "Você pode sempre mais, seu potencial é ilimitado!". A cultura da autossuperação nos engole de modo cativante e atraente. Mas o que não dizem é que o preço a ser pago envolve saúde fragilizada, alimentação ruim, problemas de relacionamento e, no fim, queda de produtividade.

Justamente o contrário do desejo motivador. E não faltam exemplos para validar essa lógica.

Ariana Huffington se tornou uma empresária conhecida. Idealizadora do *HuffPost*, um dos maiores portais de notícias da internet, estava no auge da carreira profissional quando algo mudou profundamente a visão dela de sucesso e bem-estar. A dedicação intensa ao trabalho e a pressão para sustentar resultados extinguiram a resiliência dela. Ariana sentiu tonturas e desmaiou em casa. A queda causou a fratura de um osso facial. Foi uma séria advertência do organismo sobre o estilo de vida que vinha levando. Já fazia um tempo que ela estava se sentindo desconectada de si mesma e tendo relações cada vez mais superficiais com amigos e familiares. A mente estava constantemente em um ciclo de estresse e pressa, o que a levava, com frequência, a tomar decisões precipitadas.[27]

Isso obrigou uma reflexão. Devia haver uma maneira de conquistar o sucesso sustentando um bem-estar consistente sem afastar as pessoas amadas. Ariana fez uma mudança drástica e passou a priorizar a gestão da energia dela como uma filosofia de vida que integrava o bem-estar como parte do verdadeiro sucesso.

Após o colapso, Ariana se deu conta da armadilha que encarcera a sociedade da exaustão: a prosperidade a qualquer preço pode custar caro demais. À medida que vamos triunfando, descobrimos outro vasto mundo de possibilidades no qual nos oferecem mais opções de sucesso, cores, desejos e seduções. Na novela da vida, ser bem-sucedido significa surfar essa onda infinita, sustentando resultados audaciosos e ostentando esses feitos socialmente. Em resumo, um convite VIP à exaustão física e mental.

Todos os dias, milhões de homens e mulheres acordam exaustos para encarar uma rotina intensa sob a promessa de prosperidade, qualidade de vida e bem-estar futuros. Porém, nas entrelinhas escondem-se alguns paradoxos: prosperidade não significa obrigatoriamente qualidade de vida, afinal não há verdadeira qualidade de vida sem bem-estar. Ambos refletem o estado de saúde de alguém. E saúde não é a simples "ausência de doença", e sim um estado muito mais amplo que envolve o bem-estar físico, mental e emocional.

Em ciências médicas, não se costuma dissociar qualidade de vida e saúde: uma não existe plenamente sem a outra. Uma verdadeira qualidade de vida não existe sem saúde. Assim como não pode haver saúde plena sem qualidade de vida. Nunca confunda qualidade de vida com carreira de sucesso, casa confortável na praia ou carro de luxo na garagem. A qualidade de vida envolve um conjunto mais profundo de aspectos relacionados à vida pessoal e profissional. Permita-me esclarecer melhor.

Imagine que sua vida pessoal esteja um caos, mas você seja bem-sucedido profissionalmente. Ou, talvez sua vida profissional esteja péssima, enquanto sua vida pessoal parece em equilíbrio. Em qualquer um desses cenários, sua qualidade de vida será limitada e, mesmo que você não esteja "doente", sua saúde física ou mental estará fragilizada. Um silencioso peso emocional, como se fosse uma corda esticada ao máximo, ameaça se romper a qualquer momento, provando que saúde é o estado de um todo e que a qualidade de vida é dependente dele.

Costumamos encarar a qualidade de vida como um conceito ligado a conforto, segurança e condições materiais, mas isso não reflete a real saúde mental e emocional. Nesse sentido, o prof. Clóvis de Barros Filho explica uma dimensão mais profunda e filosófica sobre qualidade de vida, que chama de vida de qualidade, esta sim relacionada a um sentido, a um propósito e à intensidade com que se vive o presente. Não basta ter conforto ou saúde, porque uma vida de qualidade precisa envolver um significado, atribuir valor às pequenas alegrias e às relações humanas, assim como amor pelo que se faz. Nas palavras de Clóvis, vida de qualidade "é a vida que vale a pena ser vivida".[28]

Pensando nesse sentido, você tem créditos ou está devendo na conta do bem-estar?

Se observarmos com atenção à nossa volta, identificaremos uma sociedade altamente exigente, com metas pessoais e profissionais nas alturas, como se fosse uma legião de inquietos sedentos por uma gota de serenidade, flertando perigosamente com os limites do estresse.

"Depende de como você enxerga o estresse", dizem os coaches nas redes sociais. É verdade. Se não fosse o estresse, jamais teríamos alcançado êxito na saga evolutiva. Ele foi a principal fonte de estímulo à capacidade de realização humana.[29] Por definição, estresse é um conjunto de reações que um organismo desencadeia ao ser submetido a situações que exigem esforço de adaptação. É um estado de alerta para enfrentamento de desafios e adversidades, sendo, portanto, benéfico ao proporcionar flexibilidade adaptativa. Mas existe uma peculiaridade indissociável: todo estresse é cumulativo. Estímulos repetitivos, em demasia ou mal-administrados, podem levar à desadaptação por exaustão.[30] Embora não possamos evitar os estímulos de estresse na rotina, a constante resistência à pressão nos coloca em uma sobrecarga silenciosa, como um motor funcionando no limite, prestes a superaquecer. Em algum momento, precisamos recarregar a energia. E esse é o verdadeiro significado de resiliência.

Naturalmente, pessoas diferentes não têm habilidades iguais para modular a sobrecarga do estresse. Quando se adiciona privação de sono e má alimentação a essa sopa cumulativa, a habilidade de reagir de maneira satisfatória dá lugar à frustração e ao medo, despertando a ansiedade. Seres humanos são primatas emocionais, se tornam facilmente impulsivos e incautos quando submetidos a rotinas desregradas, o que os lança facilmente ao vácuo da imprudência.

Isso significa que o autocuidado não é um luxo. Cuidar do sono, da alimentação e da mente é garantir que as decisões sejam tomadas com clareza, e não no piloto automático do esgotamento. Quando negligenciamos essas bases, abrimos espaço para escolhas reativas, que cobram um preço alto que vai da saúde à carreira. Em contrapartida, quando cultivamos uma rotina recarregada, conquistamos mais presença, foco e inteligência emocional para viver com mais consciência e propósito.

CAPÍTULO

3

A REGRA PRIMÁRIA DA VIDA

Quando o coração sente escassez, a mente enxerga o vazio mesmo na abundância.

Nossa geração tecnológica carrega um peso emocional mais intenso que as anteriores. Formas de ansiedade, pânico, fobia e depressão estão mais acentuadas e precoces do que antes.[31] Por trás de muitos desses sofrimentos existe um fator silencioso, mas onipresente: a escassez.

Você tem medo de quê? Surgiu em sua mente uma lista prioritária de receios e temores? Alguns medos podem ser bobos; outros, realmente aterrorizantes. Medo de perder a saúde ou alguém que você ama muito. Medo de perder o emprego, medo da morte ou da rejeição. Enfim, medo – em todas as possibilidades que ele possa se apresentar. E quanto pior estiver seu sono, mais intensos se tornarão os medos, porque suas faculdades mentais para avaliá-los com clareza ficam limitadas. Porém, na realidade, a maioria de nossos medos é do que pode nos faltar, por isso ele ajuda a consolidar a regra primária da vida: escassez.

Talvez você já tenha até ouvido sobre a escassez como a primeira regra da economia. Só que, na verdade, ela é a regra primária de tudo. É para ficar longe dela que acordamos todas as manhãs, seja sonolentos, seja com toda a clareza mental possível. Está em nossos genes. Desde tempos imemoriais, nossos ancestrais buscavam soluções para o que lhes faltava. Fome, sede, abrigo. Não sabiam definir a emoção do medo do que pudesse faltar, mas sabiam que precisavam suprir a escassez em nome da sobrevivência.

Hoje, os humanos modernos seguem nessa mesma busca, mas de maneira diferente: estabilidade financeira, conforto, saúde e uma vida de qualidade. Você tem medo de quê mesmo? De não conseguir pagar suas contas, de não suprir sua família ou a si mesmo com o conforto necessário ou de ficar doente. Entendi. Em um mundo de recursos limitados e futuro incerto, a regra imutável do jogo sempre será a escassez. Seja por motivos de sobrevivência ou ostentação, não importa. Nós queremos o que ainda não temos, morremos de medo de perder o que já conquistamos e temos receio de não conseguir o que ainda julgamos precisar. A escassez é o que nos move para o próximo capítulo da vida. E isso é bom. Do contrário, seríamos apenas acomodados. O problema é que, quando estamos exaustos, calculamos mal os riscos e enxergamos uma tempestade em uma garoa ou, pior, um gatinho onde existe um tigre.

Mesmo que você não concorde totalmente ou fique pensativo, não importa. Ao finalizar a leitura deste capítulo, seu primeiro pensamento será suprir algo que lhe falta: matar a sede, sair para comprar frutas, trabalhar para realizar seu próximo projeto ou qualquer outra necessidade.

O vazio invisível

O medo do que nos falta pode nos paralisar ou nos impulsionar – depende de como lidamos com ele. Ao entendermos que o medo é uma resposta à escassez, aprender a modular a intensidade dele nos faz filtrar melhor a realidade. Certa vez, eu disse em uma palestra para empresários: "Conheço pessoas que venceram a escassez, ganharam muito dinheiro e têm acesso a qualquer coisa. Mesmo assim, sentem que falta algo". Percebi uma reação silenciosa: "Como assim? Venceram a escassez, mas algo continua a faltar?".

Acontece que vencer a escassez não se resume apenas à capacidade de "adquirir qualquer coisa", já que ela envolve um espectro maior, cujos polos são: material e emocional. Você até pode vencer a escassez material, mas essa é só uma parte da história. A escassez emocional é uma dor oculta e persistente relacionada ao vazio interior em cada um de nós do que não se pode comprar com dinheiro: paz de espírito e satisfação com a vida.

A maior parte das pessoas se concentra exclusivamente em superar a escassez material. Quando conseguem, continuam sentindo falta de algo. "Dinheiro só resolve problemas de dinheiro", cunhou Naval Ravikant.[32] Você pode comprar soluções definitivas para qualquer causa material, mas nem com todo o dinheiro do mundo pode barganhar serenidade. E a serenidade é uma grande escassez emocional moderna e um dos requisitos fundamentais para alcançar um sono profundo e restaurador. Eu ficaria muito feliz se você compreendesse que, diferentemente da questão material, a escassez emocional é um processo de construção diária que modula medos mais profundos e não pode ser conquistada indefinidamente, e sim lapidada de maneira contínua e constante.

A mente e o desequilíbrio permanente

Cada hora vivida é uma nova experiência imprevisível que pode gerar traumas ou agrados, alterando o teor da escassez. Cada dia vivido é uma nova oportunidade para reforçar os circuitos neurais que gerenciam o estresse no cérebro. Se não sabemos como o acaso vai estimular nossos medos, então temos de preparar o veículo para todo tipo de terreno. Tudo começa na mente.

Por isso, estar com a energia revigorada e em plena lucidez, entendendo que a vida submete a mente a um desequilíbrio constante, pode fazer toda a diferença; afinal, o que altera nossas emoções não são os acontecimentos, mas o que construímos a partir deles. Imagine você dormindo apenas quatro ou cinco horas por noite em uma semana puxada e, lá por quinta-feira, estoura uma "bomba" no trabalho. É um enorme problema imprevisível que envolve diretamente você. Como será sua reação estando com a capacidade de decisão e o foco comprometidos pelo cansaço? É provável que o desespero e a confusão mental tomem conta até que você consiga fazer uma leitura clara da situação. Essa sobrecarga gera um sofrimento emocional desgastante e cruel – muitas vezes evitável, quando você está em melhores condições físicas e mentais.

"A mente deve ser uma ferramenta sua, então não permita que ela manipule você". Essa é uma frase bem comum nos mandamentos da internet. E ela estaria certa, caso fosse tão simples assim. Nossa mente é um vasto campo de desequilíbrios que tentamos equacionar da melhor maneira possível. Isso acontece porque sempre recebemos estímulos do ambiente em que vivemos, e a maioria deles não podemos controlar. Familiares, colegas de trabalho, governo, eventos do mundo exterior nos frustram ou nos alegram. Eventualmente, nós mesmos nos decepcionamos com nossas próprias atitudes. Para resolver isso, acionamos mecanismos mentais e emocionais na tentativa de ajustar o equilíbrio. Mas, infelizmente, o equilíbrio não existe. Um minuto depois, uma próxima demanda exige nova adaptação.

Nosso maior anseio seria poder restaurar uma sensação de estabilidade emocional duradoura, mas o que chamamos de equilíbrio é apenas uma construção momentânea e provisória, nunca um estado fixo. Uma nova condição ou incerteza sempre faz a mente precisar recalcular, reinterpretar e reorganizar a rota. É assim que funcionamos: não com equilíbrio permanente, mas com ajustes constantes para dar sentido ao mundo e às nossas próprias turbulências.

Aprender a lidar com a escassez material e emocional com a consciência de que elas oscilarão sempre é o que nos transforma em mutantes emocionais habilidosos. Se o equilíbrio não existe, não desperdice energia tentando "equilibrar as coisas". Em vez disso, adapte-se ao desequilíbrio, pois essa opção gera reflexos diretos em nossa capacidade de relaxar, desligar a mente e dormir com qualidade. Lembre-se da máxima de Darwin: "Não é o mais forte que sobrevive, é o que melhor se adapta".*

Aceite um princípio fundamental humano, que é: somos seres emocionalmente oscilantes. Não podemos estar bem todos os dias. Na sexta-feira somos diferentes do que fomos na segunda-feira. Somos mais produtivos e animados em algum turno do dia do que em outro. Somos flutuantes por natureza. Quando lutamos contra isso, sentimos ainda mais os efeitos da escassez emocional. O medo é parte do mecanismo de sobrevivência de todas as espécies animais. Nisso, temos uma grande vantagem, pois somos a única espécie capaz de refletir sobre os medos. O problema é que nos fixamos demais neles, superestimando desproporcionalmente o valor que têm.

Os estímulos constantes que recebemos ativam nosso conjunto de emoções básicas: medo, alegria, tristeza, raiva, surpresa e nojo. A construção individual que fazemos, combinando e "misturando" todas elas, produz os sentimentos.[33] A tendência da mente é muitas vezes se fixar a essas construções sentimentais e ficar revisitando-as, sobretudo quando são negativas. Quanto mais exaurido e estressado alguém está, mais se fixa a emoções negativas. Nesse contexto, o medo excessivo costuma se destacar, levando o cérebro a um estado de alerta sob a forma de preocupações recorrentes.

A hiperconexão é o novo predador

Para entendermos melhor a escassez como a regra primária e o medo como uma emoção dominante, voltemos a nosso passado remoto evolutivo. Nossos ancestrais caçadores-coletores não encontravam comida o tempo todo, então precisavam forragear e caçar. Na longa jornada de duzentos mil anos que temos vivido, só recentemente, há dez mil anos, achamos que havíamos amenizado o problema da escassez ao nos organizarmos em sociedades complexas, as cidades-Estado, administrando estoques de alimento por

* A frase é comumente atribuída a Charles Darwin, embora não apareça dessa forma nas obras originais dele. Resume, no entanto, a essência da teoria da seleção natural.

meio da agricultura. Tivemos, então, a primeira decepção como civilização: a abastança de uma colheita anual generosa podia ser surpreendida por secas ou inundações devastadoras nos anos seguintes. E a escassez voltava a ser a regra. Nesse cenário de convivência social complexa, a escassez emocional começou a exercer um papel cada vez mais relevante.

Hoje, como enormes bandos de primatas tecnológicos vivendo em grandes cidades, continuamos enfrentando um imenso panorama de desafios ligados a algum tipo de escassez. Inventamos rotinas pesadas para produzir mais e solucionar com mais eficiência o que nos falta. Montamos agendas lotadas com metas audaciosas e, logo que as batemos, subimos a régua e descobrimos mais "coisas novas" que passamos a desejar. A escassez sempre está um passo a nossa frente. Bens materiais, ambições pessoais, propósitos de vida. Não desistimos enquanto não resolvemos o próximo dilema. Depois o próximo e então o próximo... Foi assim que construímos este mundo admiravelmente confortável e inovador. Mas não nos iludamos: tudo envolve vantagens e desvantagens e, acima de tudo, preços a pagar.

Em uma fria manhã de sábado, um paciente me fez refletir por um momento. Com lágrimas nos olhos, desabafou: "Doutor, ontem perdi meu pai subitamente, quase havia esquecido que tinha um pai, de tanto envolvimento com questões de trabalho. Meu mundo desabou naquele momento e, naturalmente, tive de parar tudo para providenciar o velório. Quando estava prestes a fechar o caixão e ver o rosto do meu velho pela última vez, pensei no tempo a mais que poderíamos ter compartilhado juntos se eu não tivesse tantas prioridades antes dele. Quando o padre finalmente disse 'descanse em paz', eu pensei sobre o que, de fato, significava descansar. Talvez só descansemos mesmo dessa reação em cadeia que chamamos de vida quando nos deitarmos em um caixão de flores".

Ele tinha razão. Enquanto a escassez material nos empurra para um individualismo desenfreado, no qual tudo gira em torno de atingir objetivos e "salvar nossa pele", a escassez emocional nos pune pelas ausências inaceitáveis. Nós nos esquecemos das pessoas que nos educaram, nos resgataram ou que estão lá segurando a barra enquanto conquistamos um lugar ao sol. Negligenciamos não apenas relacionamentos, mas também cuidados conosco. A pressão por resultados sociais apresentáveis transforma aspectos fundamentais da vida, como saúde e relacionamentos familiares, em "requisitos secundários" no caminho para o sucesso.

A sociedade da exaustão não quer saber se você está dormindo mal, como vão seus relacionamentos pessoais ou os problemas emocionais que enfrenta. Ela quer saber quanto você pode apresentar no final do dia. Sentenças como: "ninguém está preocupado com você a não ser sua mãe; e, às vezes, nem ela" ou "cada um por si e Deus contra todos" são crenças sociais que acabam induzindo alguns indivíduos mais agressivos a subverterem a ordem em nome da luta contra a escassez de resultados.

Nos últimos dois séculos, habituamo-nos a rotinas intensas encarando, todas as manhãs, nossa face sobrecarregada no espelho. Não somos mais perseguidos por tigres-dentes-de-sabre, como nossos ancestrais, mas em compensação temos um mercado agressivo e implacável fungando em nossa nuca, pronto para esquartejar nossos sonhos caso durmamos no ponto. A escassez de resultados pode representar o fim da linha para um humano moderno.

Em meio a tudo isso, ergue-se um dos principais gatilhos intensificadores do medo e da escassez na era moderna: um fenômeno tecnológico universal chamado hiperconexão ou superconexão digital. De repente, em um piscar de olhos, tornamo-nos permanentemente conectados a uma grande rede, e nossa extensa rotina ficou confinada dentro de pequenos smartphones, recebendo constantes demandas e multitarefas que desafiam nossa capacidade de resposta. Quanto mais digitamos, mais o mundo digital nos entrega notificações. Nossa maratona diária não se resume mais a apenas competir com outros humanos; também há robôs e algoritmos com infindáveis demandas pessoais e profissionais. Essa competição constante nos mantém em estado de alerta, o que dificulta o desligamento mental necessário para o início do sono.

O fenômeno da hiperconexão digital colocou a nossa disposição algoritmos que funcionam 24 horas por dia, programados para nos manter on-line e orientar como devemos nos comportar, vestir, falar e agir em uma sociedade viciada em plataformas digitais. Mesmo que você não admita, sabe que é bastante difícil ficar duas ou três horas longe de seu smartphone.

Ao multiplicarmos nossas demandas, aumentamos o grau de exigências a que somos expostos e maltratamos cérebros já sobrecarregados de estímulos e congestionados de escassez emocional. Viramos escravos de notificações que ficam tocando o tempo todo em nosso mais recente apêndice eletrônico anexado ao corpo físico: o smartphone.

A dependência digital está em todos os lugares, e percebo muito isso quando estou atendendo pacientes ou ministrando aulas. A expressão de rostos concentrados logo é interrompida pelo celular entregando mais uma "demanda urgente". Olhos se fixam no vazio, enquanto a mão, quase instintivamente, se apressa a trazer a tela à vista. Aqueles segundos entre a chegada da mensagem e o momento em que os olhos a encontram provocam certa apreensão e uma irresistível curiosidade, até que o conteúdo é finalmente acessado. Felicidade, decepção, raiva, medo, frustração, êxtase... é um misto de estímulos emocionais que nunca se alternou em um ritmo tão rápido e intenso como na agitada era digital.

Esse turbilhão constante, que invadiu até os momentos de maior concentração ou vulnerabilidade, cobra um preço alto. Então, só me resta fazer uma pergunta perturbadora: como fica nosso cérebro diante dessa mistura inquietante de emoções? Ou, melhor, como fica nosso sono? E nossa capacidade de foco?

Digitamos com pressa para responder ao chefe, ao cliente, ao cônjuge, aos filhos, aos amigos, ao mecânico, ao gerente do banco, ao site de compras, ao corretor de seguros... Garanto que, deitados na cama, provavelmente fazemos o mesmo antes de "tentar" dormir. Todas as mensagens parecem exigir uma resposta imediata, como se qualquer demora fosse um sinal de descaso ou até ofensa.

Em minhas consultas e aulas, normalmente peço que desliguem o celular. Mais uma vez, o olhar fica no vazio. Quase posso ler pensamentos: "Como assim, desligar o celular? Nunca desligo o celular!". Quase sempre realmente ouço: "Só um minuto, preciso mandar uma última mensagem".

O inconsciente coletivo tecnológico nos impede de perceber o efeito de "rebote digital" que a hiperconexão vem colocando em nossa saúde mental. A mesma tecnologia que nos entrega abundância e fácil acesso a utilidades e praticidades também aumenta silenciosamente nossa sensação de escassez.

Na era digital, estamos todos expostos. Qualquer pessoa e, principalmente, milhares de algoritmos têm acesso a tudo sobre nós: o que estamos fazendo, do que gostamos ou o que nos incomoda. Nossas impressões digitais estão registradas em plataformas de busca, e nossa vida pessoal é atualizada diariamente na vitrine das redes sociais. Compartilhamos não a realidade, mas uma versão idealizada do que gostaríamos que ela fosse. Aqueles mais ostentadores postam imagens de prosperidade e felicidade que, muitas vezes, estão distantes da verdadeira essência. É um ambiente ostensivo que se torna propício para a competição e a comparação, aumentando a ansiedade, diminuindo o sono e amplificando a escassez emocional.

Eu posso apostar que você chega em casa exausto e pretende relaxar, mas é lembrado pelo algoritmo de que, se antecipar suas tarefas, poderá bater metas antes do previsto e estabelecer novos objetivos. Inconscientemente, você é induzido a desprezar o descanso, apelar para café ou energéticos e seguir no ritmo de trabalho.

Ou talvez você planeje dormir mais cedo, mas o algoritmo tem uma surpresa para você: o lançamento da nova temporada de seu seriado favorito. Mais uma vez, você vai dormir tarde, mesmo sabendo que precisa acordar cedo. O dia seguinte é marcado pelo cansaço físico e mental, que não pode mais ser recuperado.

Todos os dias, somos submetidos à escassez em forma de notícias, marketing e notificações. Como você se sente, logo de manhã, ao ver um post sobre a preocupante instabilidade econômica que, a qualquer momento, pode implodir em uma crise financeira devastadora sobre suas reservas? E ao saber que existe um estoque limitado daquilo que você deseja? "Trabalhe enquanto eles dormem para juntar todo o dinheiro possível para se prevenir do colapso e compre tudo o que você merece ter".

A indústria do medo sempre existiu, mas a hiperconexão digital é capaz de deixá-la muito mais próxima e presente. Podemos acessar a escassez emocional a todo momento. Permita-me fazer uma analogia pertinente, embora perturbadora. Antes, preciso contar como foram feitas algumas pesquisas que revelaram as graves consequências da privação do sono à saúde. Aliás, graças a essas descobertas, salvaremos incontáveis vidas no futuro.

Com a intenção de descobrir o que acontecia ao corpo e ao cérebro quando sob restrição do sono, cientistas selecionaram ratos de laboratório e os impediram de dormir. O método se resumia a cutucar os ratinhos todas as vezes que eles fossem pegar no sono. Estímulos físicos com um pequeno bastão, vibrações ou sons eram empregados no momento em que o animal começava a se acomodar para dormir.[34] Isso era repetido o tempo todo, o que gerava uma carga de estresse desesperadora no animal.

Imagine algo o cutucando sempre que você quisesse dormir! Seria cruel, não? Se você se sentiu desconfortável com a sádica metodologia do "cutuco dos ratos", deveria se dar conta de que também está sendo "cutucado" o tempo todo – não por um cientista, mas por um algoritmo. O fenômeno da hiperconexão digital gerou robôs programados para nos dar "cutucadas" repetitivas, seja para nos tirar o sono com entretenimentos imperdíveis quando precisamos ir dormir, seja para nos fazer correr atrás de uma agenda perpétua quando na verdade é o momento de parar.

O preço da exaustão

Não há dúvidas de que a tecnologia digital e o capitalismo industrializado são os grandes responsáveis pelo altíssimo e incomparável nível de conforto e praticidade que alcançamos hoje. Ambos podem ter o objetivo de melhorar a vida; contudo, quando nos enclausuram em rotinas desregradas e vidas projetadas na falta ou na busca incessante pelo que não temos, acabamos perdendo em vida de qualidade. Como ratos em laboratório, somos testados até quando nossa saúde aguenta com estilos de vida que estimulam pouco sono, agendas estressantes e alimentação tóxica.

Na era mais tecnológica da humanidade, para muitos, dormir significa desperdiçar tempo, relaxar representa um luxo e se alimentar com qualidade é um desafio. **Será que não é tempo de aprendermos a conduzir melhor a gestão da energia disponível em cada um de nós?**

No mundo inteiro, há um marcante aumento nos indicadores de ansiedade, depressão e distúrbios alimentares. Segundo a Organização Mundial da Saúde (OMS), o Brasil é o país mais ansioso do mundo e o quinto mais depressivo.[35] A ansiedade – uma forma prolongada e generalizada de medo – é uma das principais vilãs quando se trata de dificuldade em dormir, tomar boas decisões e ter criatividade, assim como é uma das maiores inimigas do sono reparador, pois mantém o cérebro em estado de alerta mesmo quando o corpo clama por descanso. A natureza catastrofista desse sentimento, manifestada por meio de preocupações excessivas e medos, gera um ciclo amedrontador de cenários pessimistas imaginários. Angústia, autodepreciação e frustração são drenos de reservas emocionais e derrubam o desempenho pessoal.

Um convite à reconexão com a vida

Na busca por aliviar a tensão, mentes congestionadas acabam se tornando vítimas de comportamentos ancorados a prazeres imediatos, como consumo frequente de álcool, cigarro, abuso de cafeína e fast-food. No Brasil, o consumo de alimentos ultraprocessados – ricos em gorduras trans, açúcar, sal, emulsificantes, corantes, conservantes e todo tipo de aditivo químico – aumentou nas últimas décadas, já constituindo cerca de 28% do total de calorias consumidas pela população.[36] Esses fatores, associados ao estresse, são os grandes ladrões da energia individual.

Aqui quero fazer um adendo. Não estou pressupondo, de modo simplista, que a tecnologia e o capitalismo industrializado invariavelmente produzam uma sociedade da exaustão. Jamais vou propor a você uma agenda "antitecnológica". Longe disso. Sou fã das utilidades e facilidades do capitalismo digital. Minha esperança é que a tecnologia se torne um catalisador de mais produtividade quando aplicada para otimizar processos, e o capitalismo não seja sinônimo de sobrecarga e esgotamento, e sim uma fonte de vida de qualidade, unindo produção com bem-estar. Em uma era de muito acelerador e pouco freio, "usar a mente como uma ferramenta e não ser manipulado por ela" significa estar autoconsciente e saber quando interceder para se recarregar de modo efetivo.

Por isso, minha proposta é oferecer a você um caminho prático e acessível para assumir a gestão de sua energia individual. Tudo começa com o fundamento mais negligenciado e decisivo: o sono. Dormir bem é a base que sustenta todo o resto. A partir daí, você aprende a desenvolver o foco através da prática de mindfulness e a fazer escolhas alimentares mais inteligentes que, por sua vez, ajudarão a manter um sono ainda melhor. Esse ciclo se realimenta e reduz o estresse. Cada passo fortalece o próximo, criando uma espiral positiva de clareza, desempenho e serenidade – tão necessários para enfrentar a escassez emocional das rotinas modernas.

A boa notícia é que esses caminhos estão ao alcance de todos por meio de intervenções pontuais que geram resultados extraordinários em produtividade, performance mental e bem-estar. Assumir o controle dessa dinâmica e treinar o cérebro para reumanizar as relações com a vida e o trabalho significa desafiar o inconsciente coletivo social, evitando cair no efeito manada. Nesse sentido, dormir bem passa a ser o principal ato de resistência consciente, uma escolha estratégica de autocuidado. E meu desejo é que juntos possamos transformar seu desempenho preservando sua saúde física, mental e emocional.

CAPÍTULO

4

O QUE VOCÊ REALMENTE SABE SOBRE SI MESMO

*"Conhece-te a ti mesmo."**

* Inscrição no Templo de Apolo em Delfos, na Grécia.

Alguém um dia disse a máxima: "Tudo de que você precisa já está dentro de você". Podemos completá-la assim: "Basta que você encontre...". A grande inspiração para quem procura desenvolver potenciais e ampliar competências é ter um aproveitamento eficaz da energia não apenas do corpo, mas também da mente. Você pode estudar as técnicas mais validadas de produtividade para render mais no trabalho ou mergulhar em livros a respeito de como se relacionar melhor na vida pessoal, mas, se não aprender a gerenciar a própria energia, nenhuma estratégia terá pleno efeito. Você estará sempre um pouco mais cansado, menos motivado e menos disposto do que poderia estar.

Para construir qualquer edificação com excelência, é obrigatório ter um alicerce sólido que sustente os pilares alinhados. Na gestão da energia humana, o alicerce é um sono de qualidade, a base fundamental que sustenta toda a saúde física, mental e emocional. Sobre ele, dois pilares se apoiam para a performance do corpo e do cérebro: uma alimentação compatível e o desenvolvimento do foco da atenção.

Pessoas sonolentas não conseguem manter foco ou concentração sustentáveis, da mesma maneira que dormir mal desregula os hormônios que controlam o apetite e impedem uma alimentação saudável.[37] Em um plano de ação consistente para a gestão da energia individual, a qualidade do sono é o fundamento, ou ponto de partida.

Tudo começa com saber mais de si mesmo. Quanto você realmente se conhece? Sei que essa é uma pergunta abrangente, mas pense em sua rotina, seu desempenho e seus hábitos. Quanto você sabe sobre si mesmo? Quanto mais nos conhecemos, mais nos potencializamos. Essa noção é decisiva para fazer valer as práticas incríveis que vamos desenvolver.

Cronótipos: seu relógio biológico importa

Quem somos é uma soma complexa dos seguintes elementos: herança evolutiva ancestral dos hominídeos + composição genética herdada de pais e familiares + formação de nossa identidade com crenças, valores, cultura e ambiente em que fomos criados + resultado de todas as experiências individuais das mais agradáveis até as mais traumáticas vividas até agora.[38] Esse é o núcleo de cada um de nós, é a soma dos fatores que moldam nossa identidade e nosso comportamento; conhecer essa composição é essencial, já que cada um desses elementos influencia diretamente como gastamos e recuperamos a energia ao longo do dia.

Se fôssemos resumir por nível de importância, os fatores que determinam a maior parte de nossos comportamentos são a carga genética seguida do meio em que estamos inseridos.

Em relação a energia e desempenho, temos uma identidade genética que diz muito sobre nossa capacidade produtiva. Trata-se de uma predisposição natural que define o momento do dia em que ficamos mais alertas e experimentamos nosso pico produtivo. Chamamos essa característica de cronótipo.[39] Esse termo vem do grego *khrónos*, que significa tempo cronológico, e *typos*, que se refere a impressão ou marca.

Por definição, cronótipo é um tipo de "relógio biológico interno" que gira dentro de nós, por isso é muito pessoal. Segundo ele, existem determinados momentos em que sentimos mais ou menos sono, temos preferência para comer e conseguimos ter mais foco produtivo. É o relógio biológico que determina os picos máximo e mínimo de atividade no período de 24 horas. Algumas pessoas "funcionam" melhor logo cedo pela manhã, outras estão mais ativas à tarde e à noite. Por essa ser uma característica genética, não pode ser mudada.

Os cronótipos predominantes são três:[40]

1. **Matutino/diurno**: indivíduos com cronótipo matutino têm preferência natural por acordar cedo, sendo mais produtivos nas primeiras horas do dia e dormindo mais cedo à noite. Aqui, vamos chamar esse cronótipo de Águia.
2. **Vespertino/noturno**: pessoas com cronótipo vespertino preferem dormir e acordar mais tarde, sentindo-se mais alertas e produtivas no fim do dia ou à noite. Aqui, vamos chamar esse cronótipo de Lobo.
3. **Intermediário**: indivíduos intermediários não têm forte preferência por horários muito matutinos ou muito noturnos, pois se adaptam relativamente bem a diferentes horários. Aqui, vamos chamar esse cronótipo de Tubarão.

Os Lobos começam a ficar ativos na metade da tarde e produzem incrivelmente bem à noite, muito ao contrário de mim, por exemplo, que sou altamente enérgico pela manhã. Conheço um Lobo que trabalha em uma empresa que inicia o expediente às 7 e meia da manhã e só consegue se manter "vivo" com um café atrás do outro até "pegar no tranco" por volta das 10 horas. Apesar disso, precisou se adaptar aos horários de trabalho - mas não sem pagar um preço. Lobo sofre com fatiga crônica, é mais ansioso do que o normal e mostra sinais de desgaste físico, com envelhecimento precoce.

Estatisticamente, Lobos têm salários mais baixos do que outros cronótipos, sendo discriminados por renderem menos.[41] O mercado de trabalho os maltrata de maneira cruel não porque são menos capazes, mas porque nossa sociedade está arquitetada em horários que não favorecem esses profissionais.

O capitalismo da alta performance exige que madruguemos. Muito mais cedo do que deveriam, cronótipos vespertinos/noturnos, ou Lobos, são chutados para fora da cama e, como se não bastasse, quando estão no pico produtivo, são mandados para casa no fim do expediente. Muitos só enxergam uma solução: continuar trabalhando de casa para concluir as tarefas do trabalho. Como não sentem qualquer resquício de sono até tarde da noite, seguem nas atividades profissionais e de entretenimento. O problema é que, poucas horas após caírem no sono, são assombrados pelo susto do estridente despertador, que os convoca para a manhã seguinte. Esse descompasso entre produtividade natural e exigências externas contribui para um ciclo crônico de privação de sono e esgotamento.

Lobos não têm vida fácil: logo cedo, saem de casa às pressas quando ainda precisavam de, pelo menos, mais uma hora de cama. Mesmo que se habituem à rotina, muitas vezes acabam desregulando o próprio relógio biológico, padecendo de cansaço e flutuações emocionais. Em torno de 30% da população são compostos de Lobos, que são mais vulneráveis a quadros de exaustão, ansiedade e depressão pelo simples motivo de o rendimento deles aumentar progressivamente a partir da tarde e permanecer ativo à noite, o que muitas vezes os impede de dormir o suficiente. Se você se identifica com esse cenário, talvez seja um Lobo.

Mas, tenha cuidado! Não se classifique como um Lobo simplesmente por levar trabalho para casa, por ter se habituado a trabalhar à noite ou sofrer com sonolência e cansaço durante o dia por acordar cedo e dormir tarde. Isso pode não ter nada a ver com um cronótipo vespertino/noturno e, na realidade, se tratar de uma rotina que precisa ser ajustada. Por essa razão, o objetivo deste capítulo é que você se conheça bem e use isso como uma estratégia tática para a produtividade.

Lobos sentem sono entre duas ou três horas mais tarde do que o cronótipo matutino/diurno, ou as Águias, que são mais ativas durante o dia. Águias se recolhem entre 9 e 11 horas da noite para acordar entre 5 e 7 horas da manhã, enquanto Lobos preferem dormir entre meia-noite e 2 horas da manhã, acordando entre 8 e 10 horas da manhã. Esse é o motivo pelo qual a sociedade da exaustão nutre um preconceito injusto contra os Lobos, rotulando-os de preguiçosos, negligentes e até malandros. O que não entendem é que uma força genética poderosa os domina, a começar pela liberação de melatonina, o hormônio do sono, que acontece mais tarde, influenciando todo o ritmo circadiano de 24 horas deles.

Por sua vez, as Águias, no cronótipo matutino/diurno, correspondem a cerca de 40% da população; gostam de ir para cama mais cedo e têm picos de atividade na parte da manhã. A partir da metade da tarde, começam a perder progressivamente o foco da atenção. Se você se sente mais disposto e focado no início do dia, funcionando bem sem a necessidade de estimulantes como a cafeína, talvez seja uma Águia.

Já os Tubarões experimentam picos produtivos entre a manhã e a noite, conseguindo se adaptar a ambos os turnos, por isso são pessoas mais versáteis. Mesmo que não haja evidências conclusivas, alguns questionários sobre a qualidade do sono sugerem que a população brasileira tenha muitos perfis intermediários. Tubarões conseguem se adequar bem aos horários do mercado de trabalho, enquanto Águias têm profunda dificuldade de concentração em compromissos à tarde, e Lobos são improdutivos pela manhã. Tubarões adaptam a agenda para nadar em qualquer oceano.

Conhecer seu pico produtivo, seu ponto máximo de rendimento no dia, é o primeiro passo para elaborar um plano de gestão da energia para alta performance e vida de qualidade. Adaptar sua rotina ao seu cronótipo, e não o contrário, previne a deterioração física e mental. Se você for uma Águia, não insista em trabalhar à noite, pois só vai se desgastar, cometer mais erros e perder tempo para corrigi-los depois. Em vez disso, suas tarefas mais importantes e desafiadoras devem ser priorizadas pela manhã, deixando as atividades mais leves e menos importantes para o período da tarde. Identificar seu cronótipo facilita a escolha dos momentos ideais do dia para aplicar o foco e a concentração, além de ajudar a determinar quando desacelerar, socializar e, acima de tudo, entender claramente a hora em que deve estar dormindo.

Apesar de usarmos muito o termo "rotina", dificilmente ela é a mesma todos os dias da semana. E isso é bom, afinal flexibilidade e alternância são as chaves antiestresse e antimonotonia. Não somos robôs programados para seguir os mesmos passos todo dia. Talvez a segunda-feira exija mais foco e organização, enquanto a sexta-feira possa ser um dia para atividades mais leves e criativas.

Ao organizarmos a semana com base na prioridade das demandas e nos dias mais compatíveis com os picos de produtividade individual, iniciamos um processo de produtividade mais leve com um bem-estar duradouro.

Se você acha que sabe ou já identificou seu cronótipo, insisto em pedir cautela para que avalie com cuidado. Caso seu relógio biológico esteja ajustado e você aproveite um sono de qualidade, é pouco provável que sinta cansaço em excesso ou precise de estimulantes, cafés e energéticos com frequência. Preste atenção nisso antes de se definir.

Ferramentas para descobrir seu ritmo

Se você tiver dificuldades em classificar seu cronótipo, sugiro que comece a anotar ou observar quando sente que tem picos produtivos. Se você for um Tubarão, pode ser que os tenha em mais de um momento por dia, então registre-os. Descubra também a hora que sente mais sono à noite. Nesse ponto, é importante frisar que, se seu sono está desregulado por alguma razão, primeiro é preciso fazer ajustes. No próximo capítulo, vamos trabalhar esse ponto, então você terá mais clareza.

Por ora, uma opção interessante é usar a tecnologia. Há uma série de dispositivos vestíveis, os *wearables*, que ajudam a acompanhar o ritmo circadiano individual de 24 horas, apontando quando acontecem picos metabólicos e maior queima calórica, bem como monitorando a qualidade do sono. Eles facilitam, sobremaneira, acessar seu relógio biológico interno e se conhecer melhor. Exemplos desses recursos são anéis com sensores que registram métricas corporais variadas, assim como os relógios inteligentes. Também sugiro que você acesse questionários específicos para determinar os cronótipos, como o Questionário dos Cronótipos de Munique (Munich Chronotype Questionnaire - MCTQ, em inglês)[42] e o Questionário de Matutinidade-Vespertinidade (Morningness-Eveningness Questionnaire - MEQ).[43]

O próximo passo para se conhecer melhor é entender as forças que nos controlam através das redes de regulação nervosa. São elas que coordenam as respostas aos estímulos ambientais e motivam nossos comportamentos.

As quatro redes de regulação nervosa

Ao longo da vida, alternamos entre diferentes estados mentais e emocionais que influenciam nossas decisões, nosso comportamento, nossa saúde e nosso sono. Para entender esse funcionamento, imagine que a mente opera a partir de quatro grandes sistemas reguladores, que funcionam em rede como se fossem engrenagens inter-relacionadas que se alternam, se complementam e, às vezes, competem entre si.

1. **Sistema de ameaça e eixo do estresse**: é responsável por identificar riscos e nos proteger de ameaças. Atua como um alarme, ativando o estado de alerta diante de perigos reais ou imaginários. Quando em excesso, leva a estresse crônico, irritabilidade, insônia e esgotamento emocional.
2. **Sistema de modulação da dor**: detecta, transmite e modula a dor física e emocional. Essa modulação funciona como um "filtro" que amplifica ou inibe a dor, dependendo do contexto emocional, do nível de estresse, do histórico pessoal e da percepção subjetiva do indivíduo. Por isso, pessoas sob forte tensão emocional podem sentir dores mais intensas. Tanto a dor física quanto a dor emocional têm profundas implicâncias psicossomáticas.

3. **Sistema de busca e recompensa**: está relacionado à motivação, à ambição e ao desejo. Quando ativado, buscamos conquistas, reconhecimento, prazer ou metas. É útil para manter a produtividade, mas, quando desregulado, pode nos tornar dependentes de estímulos rápidos, vícios e prazeres imediatos, esgotando nossa energia mental.
4. **Sistema de calma e contentamento**: representa o estado de serenidade, pertencimento e conexão. É quando nos sentimos seguros, plenos e satisfeitos. Ele é ativado em momentos de afeto, meditação, gratidão, sono profundo e descanso de qualidade. Esse sistema é essencial para restaurar o corpo e acalmar a mente.

Esses sistemas não funcionam isoladamente; eles se revezam ao longo do dia, de acordo com os estímulos internos e externos que recebemos. Quero que você entenda que um sono de qualidade é o principal regulador das quatro redes, uma vez que restaura e restabelece seus circuitos todas as noites, impedindo que se desregulem causando excesso de excitação ou apatia. Por exemplo, quando dormimos mal ou estamos estressados, passamos tempo demais operando no sistema de ameaça, com constante sensação de desconforto, preocupação e pressão. Isso pode influenciar o sistema de modulação da dor e nos deixar mais suscetíveis a dores físicas e emocionais. Por esse motivo, compreender e gerenciar esses sistemas é uma chave poderosa para melhorar o foco, a saúde mental e, é claro, a qualidade do sono.

Quando a mente fixa o perigo

Meu primeiro contato com a neurociência foi há vinte e cinco anos, ao estudar uma das quatro principais redes de regulação nervosa: o sistema de modulação da dor. Na época, minha humilde intenção era entender, diagnosticar e tratar a dor de meus pacientes, e eu mal imaginava a dimensão do universo que se abriria a partir do estudo da dor. O escritor Mark Manson foi muito sábio ao declarar: "A dor é uma constante universal".[44] Nosso objetivo, como humanos, é superar a dor e o sofrimento, seja físico, seja mental.

O sistema de modulação da dor, sobretudo a muscular, é profundamente influenciado pelo estado emocional. Uma condição psicossomática pode agravar a percepção da dor. É isso mesmo! Você sente mais dor se estiver estressado ou com tensão emocional aumentada. Por outro lado, a dor é uma via de mão dupla, e uma dor física também afeta o estado emocional.[45] Uma influencia a outra. Na clínica diária, atendo pessoas com um sofrimento emocional significativo a ponto de piorar a sensibilidade de uma dor muscular. Por exemplo, pessoas com depressão são mais propensas a dores físicas.[46] Pessoas com ansiedade tendem a dar uma importância exagerada à dor e, com isso, amplificar a experiência dolorosa. Essas são evidências claras de que a psicossomática do estado emocional pode embaraçar nossa percepção da realidade.[47]

Tânia me procurou porque vinha sentindo uma dor persistente no lado direito das têmporas, "que parecia vir do fundo dos olhos", segundo ela. Havia feito alguns exames de imagem, mas não teve sucesso no diagnóstico. A dor misteriosa a estava atormentando. Como não a suportava mais, estava muito preocupada e esperando o pior. "Será que é câncer, doutor? Estou achando tudo isso muito estranho", ela me indagou, aflita.

Realmente, não havia nada nos exames de imagem, e mesmo assim ela estava angustiada e cética. A origem da dor de Tânia, que já durava dois meses, era irradiada de um músculo próximo à região dolorida, chamado temporal. É, de certa maneira, comum que a tensão nas fibras desse músculo gere desconforto próximo aos olhos e à testa. Pois bem, quando Tânia descobriu que o agoniante medo que sentia não era um câncer terminal, apenas uma dor muscular, imediatamente a importância que ela dava ao problema diminuiu os sintomas. Em questão de dois dias, mesmo antes de iniciar o tratamento, ela já relatava melhora da dor em relação à consulta inicial. Essa é uma evidência de que a psicossomática pode amplificar a percepção de uma dor, alterando a capacidade do cérebro de modular sintomas dolorosos.

Quando não conseguimos encontrar a origem ou a solução para um problema que nos atormenta, o medo de perder o controle nos faz supervalorizar a questão ao nos fixarmos a ela. Sentimos medo do pior porque a constante universal "dor" tem íntima ligação com o sistema de ameaça e eixo do estresse. O estresse naturalmente gera "dor" ou desconforto, para que deixemos a zona de conforto e enfrentemos nossos desafios. Então o corpo liga alertas para medir o grau de "perigo" que esse estado representa.[48] Mas quando o estresse está acima do nível com o qual podemos lidar, perdemos a capacidade de avaliar e modular a dor adequadamente, e ela se transforma em sintomas físicos e mentais.

Os sistemas da dor e da ameaça são dois circuitos de advertência que andam de mãos dadas com o objetivo de identificar e mensurar possíveis riscos a nossa "sobrevivência". E manter o corpo em constante estado de alerta sabidamente interfere no relaxamento e na qualidade do sono.

Recompensas que curam ou adoecem

Quero falar agora de outra rede de regulação nervosa. O sistema de busca e recompensa é mediado por um potente neuromodulador chamado dopamina, responsável pela motivação, pelo prazer e pelo aprendizado.[49] A dopamina nos impulsiona na direção de comportamentos exploratórios essenciais à sobrevivência, como busca por comida, interação social e trabalho. Contudo, também pode influenciar hábitos e vícios.

É graças ao sistema de busca e recompensa que sentimos aquele prazer empolgante ao fazer planos, buscar objetivos ou bater metas audaciosas. Aliás, há uma teoria que sugere que esse sistema tenha sido um dos principais motores da exploração e do sucesso evolutivo humano. Isso teria ocorrido há milhares de anos, quando os hominídeos chegaram aos litorais e passaram a consumir frutos do mar, ricos em proteínas precursoras da dopamina.[50] A "dieta dopaminérgica" teria ajudado a acelerar ainda mais o ensejo natural e o desejo exploratório do ser humano pelo mundo.

Acontece que o sistema de busca e recompensa, quando ativado em excesso, também acaba estimulando o sistema de ameaça e eixo do estresse com disparos de alerta a riscos. Afinal, diante de metas muito ousadas ou um número excessivo de multitarefas, é comum sentirmos tensão e ansiedade de não conseguir cumpri-las no prazo ou de não sermos capazes de lidar com elas.

Por isso, os sistemas de ameaça e de busca e recompensa são duas redes nervosas que também interagem para manter o foco e resolver problemas. Em rotinas intensas e agendas lotadas, acabamos com ambos os sistemas hiperativos calculando riscos e elegendo estratégias para afastar ameaças e pôr as "mãos na recompensa". Mas essa ativação contínua queima muita energia e aumenta a sobrecarga física e mental, produzindo níveis mais altos de estresse. Por esse motivo, em algum momento do dia, esses circuitos excitatórios precisam ser freados para que possamos ativar circuitos nervosos de relaxamento.

Lembre-se: você é um ser emocionalmente oscilante, então precisa se adaptar aos desequilíbrios gerados pelos desafios que assume. Porém, quando não consegue se desconectar ou tem dificuldade em identificar a hora de desacelerar, acaba mantendo o eixo do estresse continuamente acionado, envolto em preocupações e angústias excessivas. Isso rouba o bem-estar e deixa você vulnerável a uma armadilha insidiosa, já que muitas vezes tenta suprir a escassez emocional gerada pela ansiedade com prazeres imediatos, apelando para comidas tóxicas, álcool e redes sociais. Você continua se estimulando e confundindo bem-estar com prazeres imediatos da "dopamina barata",* o que provoca ciclos silenciosos e traiçoeiros de crescente insatisfação e vazio interior.

Nesse cenário, é crucial que entendamos que existem duas vias dopaminérgicas principais no sistema de busca e recompensa. A primeira é voltada para gratificações instantâneas, como comida e sexo, gerando prazer imediato mas passageiro. Já a segunda está ligada ao prazer da conquista através do esforço contínuo, proporcionando satisfação duradoura e alinhada ao propósito de vida, como no trabalho ou na criação de um filho.

Ambas as vias são essenciais. No entanto, quando são mal estimuladas com rotinas desorganizadas e hábitos inadequados, inevitavelmente perturbam o eixo do estresse. Excitar inapropriadamente a dopamina dispara o sistema de ameaça, assim como nos faz ceder a prazeres imediatos que, em excesso, se tornam insalubres e causam crescente insatisfação. Nossa mente passa a nos trair, recomendando que, após um dia estressante, "merecemos" um aperitivo alcoólico generoso ou uma pizza ultracalórica cheia de ingredientes industrializados.

O sistema de busca e recompensa é decisivo para a produtividade, mas, assim como toda rede reguladora, precisa ser canalizado para a conquista de objetivos maiores e de valor futuro. Ninguém alcança resultados consumindo

* "Dopamina barata" refere-se aos estímulos de prazer rápido, como comida ultraprocessada, redes sociais e compras impulsivas, ações que não sustentam um bem-estar duradouro.

a "dopamina barata" das redes sociais todos os dias. Pelo contrário, é preciso focar a energia na via dopaminérgica do prazer com significado.

Relaxar é um ato revolucionário

Finalmente, após um dia cheio, é preciso suavizar os circuitos excitatórios de estresse e recompensa, abrindo espaço para a atuação da quarta e última rede de regulação nervosa: o sistema de calma e contentamento, cujo objetivo é induzir o relaxamento.[51] É nesse ponto que tudo começa a ficar interessante. Começar a estudar o sistema de calma e contentamento mudou minha vida e a de meus pacientes.

O sistema de calma e contentamento proporciona uma satisfação genuína com a vida, ajudando-nos a direcionar o foco para o que já conquistamos em vez de nos prender ao que ainda desejamos. Ele está ligado ao sentimento de gratidão e bem-estar duradouro. O lema poderia ser: "Obrigado, simplesmente, por estar vivo hoje". Então, quando você se sente pleno, sereno e grato pelas coisas belas que a vida lhe proporcionou, é porque está experimentando o sistema de calma e contentamento.

Essa rede de regulação tem uma característica única e distinta de todas as outras porque ativa predominantemente as vias indutoras do relaxamento no sistema nervoso parassimpático (SNP). São circuitos neurais que reduzem o metabolismo, diminuindo a frequência cardíaca e respiratória e agindo em antagonismo ao sistema nervoso simpático (SNS), que é, majoritariamente, excitatório. Em síntese, enquanto os sistemas da ameaça e da recompensa são redes excitatórias, o sistema de calma e contentamento é inibitório, atenuando o eixo do estresse.

Acontece que temos negligenciado esse sofisticado mecanismo biológico de relaxamento e bem-estar que existe em cada um de nós. Fazemos isso quando optamos por roubar horas preciosas de nosso sono para continuar estimulando nossos sentidos com prazeres imediatos em plataformas digitais ou quando trabalhamos até a exaustão mantendo o sistema de ameaça continuamente ativado.

Minha sincera intenção é convidar você a vivenciar na prática os efeitos profundos e transformadores dos neuromoduladores do sistema de calma e contentamento. Serotonina e ocitocina não são apenas nomes técnicos, são verdadeiros aliados biológicos na construção da tranquilidade interior, da sensação de segurança e de vínculos humanos profundos. Quando ativados, esses mensageiros químicos silenciosos nos conduzem a um estado de serenidade, presença e conexão – exatamente o que a mente moderna tanto anseia, mas raramente se dispõe a desfrutar.

A maneira mais eficaz de treinar as vias neurais do relaxamento começa com duas bases essenciais: a melhora da qualidade do sono e o desenvolvimento do foco com atenção plena ou mindfulness. Ambos serão detalhados no próximo capítulo. O que muitos desconhecem é que essas são estratégias acessíveis e profundamente renovadoras, capazes de ajustar estilos de vida excessivamente "excitatórios", dominados pela dopamina e pela adrenalina. Ao se permitir isso, abre-se espaço para que a serotonina e a ocitocina também entrem em cena, favorecendo estados de bem-estar, controle emocional e maior conexão consigo mesmo e com os outros.

Acima de tudo, é preciso ficar claro que as quatro redes de regulação nervosa não funcionam de modo independente. O que ocorre é exatamente o oposto: elas fazem parte de diversos circuitos integrados ao cérebro que atuam em completa e permanente inter-relação. Neste capítulo, nós as separamos, até certo ponto, para detalhar melhor os papéis mais específicos de cada uma. Como você deve ter percebido em vários momentos, os sistemas se entrelaçam, se combinam, se confundem, se inibem e se potencializam como se atuassem em uma complexa novela vivida pelo corpo e pelo cérebro, na qual os diversos atores contracenam diante dos estímulos recebidos do enredo ambiental e cujo produto final é o comportamento humano.

Romper crenças limitantes: hábitos e neuroplasticidade

Adequar estilos de vida tem a ver com ajustar a intensidade, a frequência e a duração de alguns hábitos. Determinados padrões comportamentais estão profundamente enraizados em nossas crenças, e costumamos considerá-los indispensáveis para atingir nossos resultados e sentir bem-estar. Um exemplo interessante é o do escritor best-seller Stephen King, que já revelou ter sido viciado em cocaína durante muito tempo e acreditar, na época, que a droga era a verdadeira responsável pela alta e criativa produção literária dele. No entanto, ela o estava destruindo silenciosamente. King superou o vício com a ajuda da família e continuou mantendo a alta performance criativa, livrando-se da crença de que uma substância era o que impulsionava o talento nato dele.[52] Um enredo similar envolveu Eric Clapton, que, por muito tempo, acreditou serem o álcool e a heroína os responsáveis por levá-lo a compor com excelência e produzir sucessos admiráveis. Essa crença gerou dificuldades pessoais e profissionais, incluindo episódios de isolamento, depressão e problemas de relacionamento, até que fosse superada.[53]

A característica humana de criar uma perspectiva de dependência produtiva em torno de vícios ou maus hábitos comportamentais é uma inclinação inconsciente. "Graças à cervejinha de todas as noites é que eu consigo relaxar e desconectar" ou "Quando chego esgotado em casa, tudo o que preciso é um prato de massa com molho branco".

A cervejinha nunca é apenas uma, a massa é consumida em excesso, e o molho branco é pronto e industrializado. Essas e outras são crenças e pressupostos muito comuns, mas ardilosamente limitantes. Nunca se esqueça: crenças nos impedem de enxergar o mundo com os olhos dos outros. São correntes mentais que desejamos romper.

Isso não significa viver enclausurado. De vez em quando, uma cerveja gelada e um prato de massa são uma questão de sobrevivência. O problema é quando você só sobrevive com eles. Não permita que mais do mesmo restrinja seus resultados. A vida é uma mudança permanente e, a certa altura, aspectos que não se encaixam mais, necessariamente, precisam ser reavaliados.

Uma das maiores autoridades sobre hábitos, a pesquisadora Jane Wardle indica que, em média, são necessários 66 dias para estabelecer um novo padrão comportamental.[54] Contudo, também chama a atenção para o fato de que o período de plasticidade cerebral ou mudança estrutural que consolida um novo padrão no cérebro pode variar entre 18 e 254 dias. Isso depende de fatores como perseverança, tipo de personalidade e interesse individual. Portanto, implementar uma real mudança de cenário requer que você se conheça melhor e estabeleça pequenos objetivos possíveis de serem cumpridos. É por isso que dizemos que grandes mudanças começam com pequenas ações diárias.

É claro que "pequenas ações diárias" precisam de consistência. Nem todos os dias são favoráveis. Há momentos em que, mesmo sabendo o que

Na gestão da energia humana, o alicerce é um sono de qualidade, a base fundamental que sustenta toda a saúde física, mental e emocional.

Dormir é um ato revolucionário
@cesargrunn

é certo, ficamos inclinados a fazer o oposto. É como se estivéssemos em constante embate entre duas vozes internas: uma que nos incentiva a manter o rumo e outra que nos convida à fuga mais confortável.

Aposto que você já ouviu várias vezes a história de que temos um anjo e um demônio, cada um sentado em um ombro e conflitando em pensamentos. Carl Jung, um dos pioneiros da descrição do inconsciente coletivo, falava disso: "Havia em mim um *daimon* que, em última instância, era sempre o que decidia. Ele me dominava... e quando tomava conta de mim, eu desprezava as atitudes convencionais".[55] Indiretamente, Jung estava descrevendo o demônio ao pé do ouvido se aproveitando da fragilidade humana. Esse "demônio" pode assumir muitas formas: o adiamento crônico, a autossabotagem, o vício em dopamina rápida ou a crença de que só funcionamos sob pressão. Reconhecer essa sua própria voz é o primeiro passo para enfraquecê-la e dar espaço à escolha consciente e à construção diária de um novo padrão.

Humanidade compartilhada: você não está só

Todos nós lutamos contra vozes e impulsos que perambulam em nossa mente. O alento é que não estamos sós nessa arena. O princípio da humanidade compartilhada é uma lei pétrea: somos todos iguais em nossas dores, nossos desafios e nossos anseios. O mundo espera que assumamos a missão de aprendizes para uma vida mais plena. Ninguém é melhor do que ninguém. Alguns apenas aprendem mais rápido, enquanto outros precisam de tombos a mais. Charles Darwin nos provou o que todos temos a nosso favor: ou nos permitimos a evolução, ou ela nos tira do jogo em favor de alguém mais bem adaptado.

No próximo capítulo, apresentarei a você um programa em três atos para revolucionar a gestão de sua energia física, mental e emocional. Primeiro, construiremos um alicerce sólido ao extrair a máxima performance de seu sono. Então, estruturaremos os dois pilares da vida plena produtiva: estratégias para desenvolver o foco e alinhamento da alimentação a seu cronótipo.

A partir de agora, peço encarecidamente que você esteja o máximo possível presente nesta leitura e em sua vida. Você chegou até aqui, e o próximo capítulo é uma história sobre sua transformação. Desfrute-a!

CAPÍTULO
5

SONO: O ALICERCE DA VIDA

Até Deus descansou ao final de Sua obra.

Não há qualquer organismo vivo do reino animal que não durma, ou que, pelo menos, não experimente um estado de inércia letárgica ou dormência semelhante ao sono, como no caso de vermes e insetos. Cientistas perceberam que vermes primitivos passam por períodos denominados *lethargus*, nos quais são observadas características similares às do sono, como redução na atividade motora e de consumo de oxigênio.[56] A mosca-da-fruta também apresenta um estado semelhante. Em estudos, quando privados dele, esses insetos demonstraram que o *lethargus* perdido era compensado, sugerindo que os mecanismos de homeostase do sono são conservados evolutivamente.[57]

Inclusive, microrganismos unicelulares indicam estados ativos e passivos de atividade ao longo de um dia.[58] Desde uma bactéria até uma planária, um mosquito e, é claro, um elefante, todos precisam de um período para recarregar, restaurar e reparar o sistema biológico. Isso sugere que o sono é um estado fundamental que acompanha a vida desde os primórdios, um estado basal inerente a todo o Reino Animalia. É uma questão filosófica do mesmo nível do enigma da galinha e do ovo: quem teria surgido antes, o sono ou a vigília? Teriam os primeiros seres vivos emergido de um estado de dormência profunda à vida? Nunca saberemos. O que sabemos é que cada função orgânica de nosso organismo é muitíssimo dependente do sono: da produção hormonal à imunidade, da saúde cardiovascular à clareza mental. E isso ficará cada vez mais claro para você também.

A neurociência já desvendou muitos aspectos da arquitetura do sono. Embora não seja possível explorar, em um singelo capítulo, toda a complexidade do que já se sabe, destacaremos aqui os papéis estratégicos do sono para que você possa aproveitar ao máximo esse recurso vital para seu bem-estar. Um sono de qualidade é sinônimo de saúde, bem como de clareza mental, lucidez e controle emocional. E todos esses são ingredientes que não podem faltar para a tomada de decisão segura, já que cérebros cansados representam circuitos com energia insuficiente no ordenamento e no processamento de informações e pensamentos, o que subtrai a produtividade e multiplica erros.

O que quero dizer com isso? Que, sem uma base sólida de descanso restaurador, até mesmo as decisões mais simples podem se tornar confusas; reações podem se tornar impulsivas; e tarefas corriqueiras podem demandar um esforço mental desproporcional. Quando o sono falha, todo o resto começa a falhar também, e é por isso que entender a importância dele é um ponto de virada na busca por uma vida mais serena e produtiva.

Os dois processos que geram o sono

Para compreender como o sono é gerado, é importante saber que existem dois processos independentes pelos quais ele é induzido: 1) iluminação natural ou luz do sol; 2) um processo químico mediado por uma substância chamada adenosina.

Em relação à iluminação natural ou luz do sol, todos os dias o mesmo ciclo se repete com o nascer e o pôr do sol. Nosso cérebro usa a luz natural como a mais confiável fonte para se orientar em um ciclo circadiano de 24 horas. O termo "circadiano" vem do latim *circa* (ao redor) e *diem* (dia), então significa "aproximadamente um dia" e se refere a processos metabólicos que ocorrem nas 24 horas.

Nosso relógio biológico interno, que fica dentro de nosso cérebro e marca esse ciclo, é chamado de núcleo supraquiasmático, formado por um grupo de cerca de 20 mil neurônios no hipotálamo.* À medida que a noite cai, captamos a diminuição da intensidade da luz pelos olhos e entendemos que o ambiente está escuro.[59] Então, o núcleo supraquiasmático notifica uma estrutura vizinha, a glândula pineal, ou hipófise, que se prepara para liberar melatonina, ou o "hormônio do sono".[60]

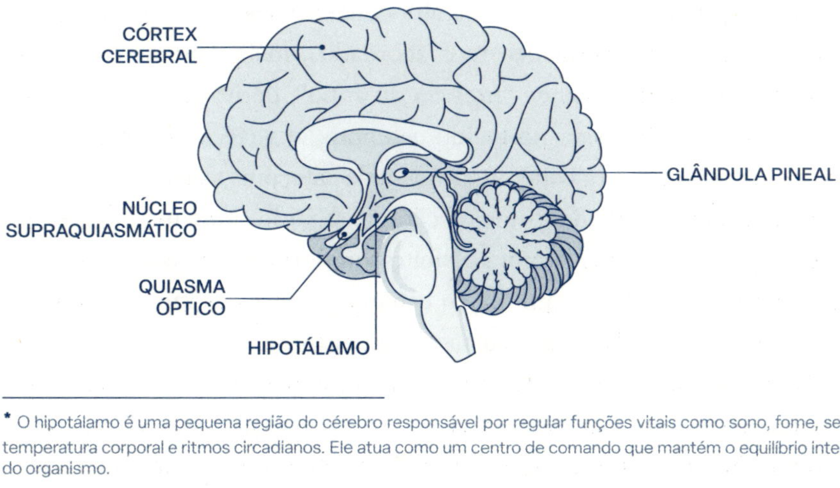

* O hipotálamo é uma pequena região do cérebro responsável por regular funções vitais como sono, fome, sede, temperatura corporal e ritmos circadianos. Ele atua como um centro de comando que mantém o equilíbrio interno do organismo.

A melatonina não nos faz dormir, como muita gente acredita. Na verdade, atua como um "sinalizador do sono", orientando o cérebro a diminuir a atividade elétrica e permitindo a entrada em cena do sistema nervoso parassimpático, responsável pelo relaxamento.[61] Isso facilita a transição de um estado de alerta para outro mais calmo e lento. Em outras palavras, a melatonina avisa ao cérebro que está na hora de se preparar para dormir.

Essa é a razão pela qual a melatonina não deve ser tomada por qualquer pessoa sem prévia avaliação médica. Aliás, na maioria dos adultos jovens, não faz muita diferença usar a melatonina sem ajustar os demais aspectos ligados ao relaxamento. Nesse sentido, é mais importante ajustar hábitos e ambientes que facilitem a ação natural dessa substância ou ingeri-la em associação a essas adequações do que achar que ela fará todo o trabalho sozinha se consumida sinteticamente.

Por exemplo, seu relógio biológico natural pode se confundir quando você ilumina sua casa com luz artificial em intensidade exagerada à noite. Ele pode entender que ainda é dia e por isso não acionar a glândula pineal, o que pode causar atraso na liberação de melatonina e manter seu cérebro resistente ao sono. Então, de que adianta usar melatonina sintética ou manipulada sem ter as precauções necessárias para que ela possa, de fato e naturalmente, agir?

O segundo processo que induz o sono no cérebro é um processo químico mediado pela adenosina, que é um subproduto do consumo de energia do corpo ao longo do dia e cuja alta concentração leva à sonolência.[62] Quanto mais tempo permanecemos acordados, mais vontade de dormir sentimos. Chamamos isso de "pressão do sono", derivada de um acúmulo crescente da adenosina no tecido cerebral. Se você quiser restringir a ação da adenosina, basta beber uma xícara de café, pois a cafeína se liga aos mesmos receptores da adenosina no cérebro, agindo como um bloqueio ao impedir que a adenosina cumpra o efeito sonífero natural. Isso faz do café e de outras bebidas que contenham cafeína potentes estimulantes muito utilizados pela sociedade da exaustão para enganar o sono.

Ainda assim, há um limite para o quanto conseguimos enganar nosso cérebro. Mesmo que você deixe todas as luzes acesas para ludibriar o núcleo supraquiasmático e tome várias doses de café para bloquear a adenosina, em algum momento seu cérebro vai se render ao sono. Seres humanos precisam de uma noite inteira com ciclos completos e ininterruptos de sono para que o corpo e o cérebro cumpram as funções de restauração. Quando o sono é fragmentado, e temos noites conturbadas com sono muito interrompido, acordamos cansados na manhã seguinte. Isso acontece porque, ao longo de uma noite inteira, experimentamos entre quatro e seis ciclos completos de sono com cerca de noventa minutos cada, o que totaliza de sete a nove horas de descanso para a maioria da população.[63]

A ilusão de que dormimos pouco e estamos bem

Aqui chamo a atenção para uma crença muito disseminada na sociedade da exaustão e que quase sempre é falsa: muita gente ainda acredita que não precisa dormir muito. É possível que essa crença nem seja tão real assim para a maioria das pessoas, mas esteja sendo patrocinada pelo capitalismo da alta performance associado ao fenômeno da hiperconexão digital, que nos estimulam a permanecer mais tempo acordados trabalhando ou nos entretendo.

Quando estou em algum evento palestrando ou dando aulas sobre sono, com frequência ouço afirmações do tipo: "Não preciso de mais do que seis horas de sono" e "Durmo cinco horas por noite e me sinto bem". Confesso que fico um pouco incomodado. Minha missão não é desapontar ninguém quando quebro o feitiço respondendo: "Que sorte, a sua. Conheço pouquíssimas pessoas como você". Na maioria das vezes, quem afirma isso com orgulho não tem nem noção do risco a que está expondo a própria vida.

Encontrar um dormidor curto verdadeiro, como vimos na Introdução, é um tanto incomum. Apenas em torno de 1% da população consegue se satisfazer com uma média de cinco horas de sono em 24 horas, e isso tem sido atribuído a uma mutação genética. Estudos conduzidos na Universidade da Califórnia mostraram que indivíduos com mutações em alguns genes geralmente se suprem de poucas horas de sono, sendo considerados dormidores curtos, capazes de manter o desempenho físico sem comprometer a saúde física e apresentar sonolência ou qualquer prejuízo cognitivo ligado à falta de sono.[64] Portanto, em um grupo de cem pessoas, talvez apenas uma ou duas sejam, de fato, dormidores curtos.

"Acreditar" ter a capacidade de dormir pouco pode ser muito perigoso para a saúde no longo prazo. Dados alarmantes mostraram que dormir seis horas por noite durante dez dias consecutivos provoca os mesmos níveis de desatenção e falta de concentração de alguém que passou 24 horas acordado.[65] De maneira igualmente danosa, ficar acordado por dezessete a dezenove horas seguidas afeta mais o desempenho cognitivo do que um nível de 0,05% de álcool no sangue, o que equivale, em média, a duas latas de cerveja com 350 mililitros ou duas taças de vinho.[66] Essa quantidade já pode retardar o tempo de reação de um indivíduo em cerca de 50% se comparado a alguém descansado.

Ainda, 24 horas de vigília ininterrupta induzem a prejuízos no desempenho cognitivo equivalentes a 0,10% de álcool no sangue, quantidade bem além do limite legal da legislação brasileira, cuja taxa máxima permitida de álcool é de 0,06%. Fazendo um comparativo, isso significa que uma pessoa que passa um dia sem dormir e resolve dirigir tem os mesmos reflexos de alguém que consome, em média, três latas de cerveja ou três cálices de vinho. Isso é muito preocupante para quem circula no trânsito, opera máquinas pesadas ou simplesmente não está sendo produtivo como poderia no trabalho.[67, 68, 69] Dormir pouco por muitos dias, semanas ou meses pode limitar drasticamente a produtividade e o foco, além de colocar em risco a própria vida e a de terceiros.

O problema é que, quando nos forçamos a manter um número reduzido de horas de sono por um período, nosso organismo acaba se acostumando com isso e, muitas vezes, perdemos a capacidade de perceber que estamos funcionando com nossas habilidades silenciosamente debilitadas. Ao se habituar com noites de sono precário, o cérebro passa a operar em um estado de desempenho subótimo, mesmo crendo estar em plenas condições. É mais ou menos como dirigir um carro com bateria fraca: mesmo que o motor funcione, ele começa a hesitar e não render como deveria. Podemos até insistir em continuar dirigindo, convencidos de que "estamos andando", mas só quando trocamos a bateria e o carro volta a operar com plena eficiência é que percebemos quão abaixo da capacidade ele estava. A verdadeira sensação de como as coisas estão deploráveis só se revela quando o desempenho retorna ao verdadeiro potencial.

A arquitetura do sono: ciclos e estágios

Então, compreender o sono como um processo cíclico e dividido em estágios é o próximo passo para cuidar da qualidade do descanso. Em vista disso, precisamos não somente de uma quantidade satisfatória de horas, mas também de uma qualidade de sono com ciclos completos. Cada ciclo de sono com 90 a 120 minutos é composto de dois estágios principais: um de sono não REM (NREM) e outro de sono REM.

A sigla REM vem de *Rapid Eye Movement* – em tradução livre, movimentos rápidos dos olhos. O termo surgiu de uma observação identificada em polissonografia, que é o exame padrão ouro para o monitoramento do sono. Durante a fase REM, os olhos se movem rapidamente de um lado para o outro. Já no estágio de sono NREM, esses movimentos cessam ou diminuem muito.[70] Ambos se intercalam diversas vezes nos ciclos do sono ao longo de uma noite, por isso entender como se dá essa alternância é relevante para dormir melhor.

O sono NREM: restaurador do corpo e da mente

O sono NREM normalmente é dividido em três fases: duas fases de sono leve ou superficial (N1 e N2) e uma fase de sono profundo (N3). Nas duas primeiras fases, o cérebro diminui gradativamente a atividade, e o organismo experimenta uma redução do metabolismo a partir da diminuição das frequências cardíaca e respiratória. Esse processo prepara o corpo para alcançar o estágio mais profundo e restaurador do sono.

Na fase 3 (N3) do sono NREM, o cérebro mergulha no sono profundo, também conhecido como reparador. As ondas cerebrais se tornam lentas, e o corpo entra em grande relaxamento. O sono reparador promove uma poderosa restruturação física do organismo como um todo, fortalecendo o sistema imunológico e restaurando o equilíbrio metabólico. Prejuízos recorrentes nessa fase, como interrupções constantes ou ausência do sono profundo, são potencialmente danosos à saúde, uma vez que tecidos e órgãos dependem do sono profundo para restabelecer as próprias funções. Os músculos se regeneram, o coração é protegido, o sistema imunológico é reforçado e o fluxo hormonal é equilibrado.

Também é nesse momento que algo extraordinário acontece no cérebro. Durante o sono NREM profundo, um mecanismo de "lavagem profunda" é ativado com o objetivo de eliminar resíduos e toxinas acumuladas no tecido cerebral. Esse processo é conduzido por uma rede de canais no cérebro, conhecida como sistema glinfático, que funciona como um sistema de drenagem para higienização dos circuitos neurais, escoando resíduos que atrapalham a transmissão nervosa.[71]

Essa lavagem profunda é realizada pelo líquido cefalorraquidiano, que banha o cérebro e a medula espinhal e pode aumentar de volume em impressionantes 60% durante o sono profundo. O líquido lava as vias neurais, removendo resíduos que, quando acumulados, podem desencadear doenças degenerativas e demência precoce, por exemplo.[72] Um desses resíduos é uma proteína chamada beta-amiloide, cujo acúmulo no cérebro está ligado à doença de Alzheimer.[73]

Embora possa ser mera coincidência, estudos mostram que, em idosos, a qualidade do sono profundo diminui significativamente, enquanto o acúmulo de beta-amiloide aumenta. Com o sistema de drenagem comprometido, pessoas mais velhas ficam mais vulneráveis à demência precoce. É claro que outros fatores também contribuem para o aparecimento de doenças degenerativas no cérebro, mas a queda na qualidade do sono profundo não pode ser ignorada como um fator de risco a ser considerado.[74]

Além dos benefícios à saúde física proporcionados pelo sono NREM profundo, há uma marcante influência na performance mental, principalmente na memória operacional do cérebro. Durante o dia, absorvemos inúmeras informações, fatos e experiências, e consolidar tudo isso não é um processo que ocorre apenas enquanto estamos acordados. O sono profundo desempenha um papel essencial ao reativar essas memórias e prepará-las para serem transferidas de um armazenamento temporário para regiões do cérebro responsáveis por preservá-las no longo prazo.[75] Quando esse processo é interrompido ou insuficiente, há perda de memória, raciocínio lento e dificuldade em acessar todo o potencial cognitivo para tomar decisões eficazes.

Não é por acaso que indivíduos com altos níveis de estresse e padrões de sono irregulares enfrentam dificuldades para consolidar novas informações, esquecem detalhes importantes discutidos em reuniões e apresentam foco reduzido. O sono profundo é fundamental para conectar memórias antigas a novos aprendizados, filtrando o que é importante e eliminando fragmentos desnecessários ou desatualizados. Dormir bem é essencial para desfrutar de uma memória rápida e extensa.

O estágio NREM do sono profundo ou reparador constitui cerca de 15% a 20% do tempo total de sono; por essa razão, deve ser aproveitado na totalidade e sem interrupções para que exerça as nobres funções físicas e mentais com excelência.

O sono REM: emoções, criatividade e saúde mental

O estágio do sono REM é caracterizado pelos sonhos vívidos, sendo talvez ainda mais enigmático e fascinante. Nele, o papel da consolidação da memória continua fortalecendo as conexões organizadas durante o sono profundo. No entanto, as funções admiráveis dele vão muito além disso, já que está intimamente ligado à memória emocional, isto é, ao processamento de eventos que despertam emoções intensas em nós.[76] Dores emocionais, experiências traumáticas, conflitos no trabalho ou em relacionamentos, por exemplo, são revisitados no sono REM a fim de modular a carga afetiva associada.[77] Isso ocorre quando revivemos eventos emocionalmente marcantes nos sonhos.

O sono REM funciona como um modulador natural das emoções, ajudando a processar essas experiências para que não sintamos sempre a mesma intensidade emocional ao revivê-las. É como se tivéssemos a oportunidade de reavaliar memórias sob uma nova perspectiva, diferente daquela de quando estamos acordados. O aspecto mais fascinante desse processo é a capacidade do sono REM de desacoplar a intensidade emocional do evento, suavizando o impacto psicológico sem, no entanto, apagar o significado da lembrança. É incrível, não é?

Essa reativação e reintegração das memórias emocionais permite que reexaminemos melhor nossas experiências, extraindo aprendizados e ensinamentos delas. Tudo isso durante um período "semiconsciente", em que estamos sonhando. Por esse motivo, o sono REM passa a ser um processo estratégico da regulação emocional humana ao atenuar a intensidade das emoções. Quando esse estágio é comprometido, há maior dificuldade na gestão afetiva. Não é à toa que pessoas que dormem mal costumam ter um menor controle emocional, sendo mais irritáveis, impulsivas e reativas, o que pode predispor quadros de ansiedade e depressão.

Ao longo dos anos, atendi muitos pacientes com tendência à ansiedade que, ao perderem a qualidade do sono, tiveram agravamento ainda maior desses sintomas. Como em um círculo vicioso, a angústia e a inquietação levam à insônia, e sem um sono REM consistente o cérebro tem mais dificuldade em processar experiências estressantes. A qualidade do sono é vital para administrar os desafios diários e responder de maneira mais racional e adaptativa às adversidades.

Quando vivemos provações emocionais intensas e traumáticas, ligamos o sistema de ameaça e eixo do estresse, que libera um neurotransmissor chamado norepinefrina, responsável por acelerar os batimentos cardíacos e ampliar o foco na raiva e no medo ao mesmo tempo que nos prepara para enfrentar perigos ou lidar com sofrimentos.

No entanto, quando revivemos essas experiências difíceis em sonhos durante o sono REM, o cérebro adota uma estratégia bioquímica atenuante para reduzir o impacto do estresse. Ele desativa os circuitos responsáveis pela liberação de norepinefrina, permitindo que revisitemos eventos desgastantes com níveis significativamente mais baixos desse neurotransmissor ligado ao estresse. O resultado é um mecanismo natural extraordinário que modula a carga emocional das lembranças enquanto dormimos, permitindo que sejam processadas de modo menos perturbador. Com o passar das noites, um cérebro "mais sereno" e livre de norepinefrina se torna mais capaz de lidar com as feridas emocionais ligadas ao medo, à raiva ou à angústia.

O renomado pesquisador do sono Matthew Walker apelidou esse mecanismo modulador de "terapia noturna".[78] Walker e colegas chamaram a atenção para um evento muito curioso ligado ao controle emocional: a redução da atividade em uma pequena estrutura nas profundezas de nosso córtex, chamada de amígdala cerebral. Essa discreta área em formato de amêndoa é justamente a responsável por disparar os alarmes do sistema de ameaça e eixo do estresse. Em pessoas privadas de sono, a amígdala cerebral pode estar até 60% mais ativa, ou seja, suscetível a reações emocionais exageradas.

O sono REM se revela um aliado poderoso na habilidade de reconhecer, compreender e gerenciar nossas emoções. Além disso, ele desempenha um papel crucial na capacidade de perceber e interpretar as emoções dos outros – o que, por sua vez, fortalece nossos relacionamentos, tanto pessoais quanto profissionais.[79]

A maioria dos cursos sobre inteligência emocional a que assisto, surpreendentemente, não menciona a importância do sono no controle emocional. E, pior, às vezes há várias pessoas na plateia tirando um cochilo enquanto o palestrante se esforça para explicar os cinco componentes para o QI emocional, que são: autoconhecimento, autocontrole, automotivação, empatia e habilidades sociais.[80] Então, me questiono: como desenvolver autoconhecimento e autocontrole sem dormir bem, estando consumido por irritação e impaciência? É possível sustentar automotivação estando cansado? Hoje sabemos que pessoas privadas de sono são mais hostis e menos empáticas e, naturalmente, têm habilidades sociais restringidas.[81] Essa combinação dificulta a construção de vínculos saudáveis, gera mais conflitos interpessoais e reduz a capacidade de colaboração e escuta ativa, que são elementos essenciais para a convivência, tanto no trabalho quanto na vida pessoal.

Sono REM e criatividade

O sono REM representa de 20% a 25% do tempo total de sono e ainda desempenha outra função prioritária na performance mental: a criatividade.[82] Você deseja ser mais produtivo? Então precisa ser mais criativo. E o primeiro passo é prestar atenção na qualidade de seu sono.

Durante o sono REM, o cérebro exibe uma atividade elétrica intensa, muito semelhante à de quando estamos acordados. Surpreendente, não é? Embora todos os cinco sentidos (visão, audição, tato, paladar e olfato) estejam “desligados” para os estímulos externos enquanto dormimos, a atividade cerebral segue elevada. Essa semelhança com o estado de vigília é justamente o que confere ao sono REM a designação de “sono paradoxal”, porque você está dormindo, mas seu cérebro parece estar acordado! Essa é uma condição que desafia a lógica, mas é pura neurociência.

Você já ouviu falar de pessoas que tiveram ideias brilhantes, criativas ou insights inovadores durante o sono? De cientistas a artistas, muitos admitem que obras e trabalhos foram influenciados com a "ajuda" do sono. O escritor Stephen King revelou que mantém um bloco de notas ao lado da cama para registrar ideias que surgem durante a noite ou logo que acorda. O compositor russo Piotr Ilitch Tchaikovsky se inspirou em sonhos para criar algumas das melodias mais conhecidas dele, anotando rapidamente as partituras antes que desaparecessem da mente. No campo científico, é emblemático o caso do químico russo Dmitri Mendeleev, criador da tabela periódica, cujo insight para organizar os elementos químicos surgiu após um sonho.

Talvez já tenha acontecido com você também. Depois de dias ou semanas quebrando a cabeça sobre um problema, você acorda em uma manhã com a solução pronta ou, ao menos, com um caminho claro até ela. Quando isso acontecer, agradeça ao sono REM. Uma intensa atividade cerebral durante esse estágio cria um ambiente que promove trocas de informações e memórias entre áreas distantes do cérebro. É como se o sono REM fosse o momento em que o cérebro "viaja" dentro dele mesmo, fazendo associações complexas entre dados novos e antigos. O resultado? Criatividade e inovação. Nesse vasto banco de dados, o cérebro busca conexões inesperadas, gerando novas ideias, como um computador que analisa e combina toda a própria biblioteca.[83] Esse processo, exclusivo do sono REM, é fundamental para o desenvolvimento da criatividade.

Por que precisamos de todos os estágios do sono completos?

Pois é, leitor, o sono é fascinante e ainda nos esconde muitos enigmas. Após tudo o que leu até aqui, você deve estar se perguntando: "Como posso aproveitar ao máximo o meu sono?". A chave para usufruir da alta performance do sono está em experimentar ciclos completos e ininterruptos. Isso acontece porque os estágios do sono não apenas se alternam, mas também se complementam, assegurando que cada fase desempenhe a própria função plenamente. É a continuidade do sono que cura o corpo, regula as emoções e garante um descanso verdadeiramente restaurador.

Tão importante quanto isso é que a proporção entre o sono NREM profundo e o sono REM varia ao longo da noite. Na primeira metade da noite, os ciclos são dominados por períodos mais alongados de sono NREM profundo, o que significa que seu corpo físico é restaurado e as memórias começam a ser preparadas para a consolidação. Já na segunda metade da noite, o sono REM predomina, associando e solidificando o processamento das informações selecionadas e promovendo a regulação emocional e a criatividade.

A arquitetura do sono revela a grande importância de completar cada estágio. Nas primeiras horas da noite, o sono NREM profundo impera como um agente integrativo e restaurador, enquanto a partir da alta madrugada o sono REM assume de maneira reflexiva e criativa até o despertar.

Essa característica de predominância entre os estágios NREM e REM serve como um alerta para aqueles que têm o hábito de dormir muito tarde e acordar cedo. Dormir tarde significa perder horas valiosas de sono profundo reparador, e acordar cedo demais interrompe o ciclo REM, comprometendo a "terapia noturna", além de reduzir a capacidade criativa.

O sono é um alicerce nobre estruturado como uma sequência funcional e complementar. Para colher frutos férteis, é fundamental priorizar o descanso completo de uma noite inteira sem interrupções. Aqui chamo a atenção para "teorias e achismos" sem embasamento científico, principalmente aquelas que pregam dormir em ciclos fragmentados, como defendem algumas "teses corporativas" modernas que sugerem dormir poucas horas, acordar para uma atividade e depois retornar ao sono. Essa prática é uma distorção perigosa da cronobiologia humana, muitas vezes promovida por gurus da produtividade, e carece de respaldo científico robusto, já que ignora completamente a arquitetura natural do sono. A única referência histórica que inspira esse modelo vem da Idade Média, quando, por razões culturais e ambientais, as noites eram ocasionalmente divididas em dois blocos de sono separados por um período de vigília. Mas é crucial entender: isso não era biológico, era circunstancial. As casas mal-iluminadas, a ausência de estímulos noturnos e o ritmo das aldeias criavam esse padrão segmentado que desapareceu assim que surgiram rotinas sociais mais estruturadas.

Do ponto de vista fisiológico, o sono humano é constituído de um período principal e alongado de descanso noturno, com uma possível soneca breve (sono bifásico) no início da tarde – esse, sim, respaldado por estudos sobre declínio natural da energia nesse horário. Veremos mais adiante o poder da soneca. O que os defensores do "sono picotado" não revelam é que interromper o sono de modo repetido reduz drasticamente o tempo em que o cérebro permanece nas fases NREM e REM, destruindo a estrutura funcional dele.

A literatura científica é clara: fragmentar o sono prejudica a performance cognitiva, aumenta a irritabilidade e compromete a restauração física. O cérebro humano não foi projetado para "ligar e desligar" a cada três horas como se fosse uma máquina. Portanto, seguir a ideia de dormir em blocos desconectados para "render mais" ou "aproveitar melhor o tempo" não faz sentido, além de ser biologicamente antinatural e perigosamente insustentável. Não é produtividade, é autossabotagem. A verdadeira alta performance nasce de ritmos estáveis e sem interrupções. Dormir bem não é um luxo, é uma necessidade biológica. E agora você sabe por quê.

CAPÍTULO

6

CÓDIGOS DA ALTA PERFORMANCE DO SONO

A qualidade do sono determina a qualidade do dia seguinte, que determina a qualidade de vida.

A partir da compreensão mais clara que você tem agora sobre os processos que induzem o sono, a importância de ciclos contínuos e as funções relacionadas aos estágios NREM e REM, chegou a hora de transformar conhecimento em prática e conquistar um sono de verdade.

Em busca de uma gestão da energia mais refinada, existem dois grupos de pessoas que desejam melhorar a qualidade do sono: 1) aquelas que têm dificuldade para dormir mesmo que se deem oportunidade para isso; e 2) aquelas que têm a capacidade de dormir, mas não se dão oportunidade adequada para isso.

Apesar de ambos os grupos estarem aptos a aplicar e se beneficiar das práticas que chamamos de higiene do sono, o primeiro pode necessitar de intervenções da medicina do sono, para que seja feita uma avaliação mais profunda e possa-se chegar ao diagnóstico de um possível transtorno do sono subjacente e uma abordagem individualizada e multiprofissional.

* ★ *

Aqui, faço um adendo para tratar desse assunto em específico. A medicina do sono é uma área multidisciplinar voltada ao diagnóstico e ao tratamento de distúrbios que comprometem a qualidade ou a arquitetura do sono, como insônia crônica, apneia obstrutiva, sonambulismo, síndrome das pernas inquietas e distúrbios do ritmo circadiano. Ela integra conhecimentos de neurologia, pneumologia, psiquiatria, otorrinolaringologia, odontologia e psicologia, entre outras especialidades. Em muitos casos, exames como a polissonografia são indicados para investigar a fundo o que está por trás de noites maldormidas. Portanto, são casos muito mais complexos do que os que estamos tratando aqui, por isso exigem ainda mais do que a correta adaptação do sono.

* ★ *

O segundo grupo – das pessoas que têm a capacidade de dormir, mas não se dão oportunidade adequada para isso – pode se beneficiar diretamente das práticas de higiene do sono ao aplicá-las de maneira gradual com ajustes simples, mas eficazes, concedendo-se a chance de desfrutar um sono de qualidade.

Atualmente, a abordagem de primeira linha para os transtornos do sono está fundamentada em terapias comportamentais cognitivas individualizadas, com destaque para a terapia comportamental cognitiva para insônia (TCC-I).[84] Antes de apelar para comprimidos para dormir, os métodos comprovados de TCC-I são altamente recomendáveis para recuperar a capacidade natural de induzir e manter o sono. Existem muitas evidências da maior eficácia desses métodos se comparados ao uso de medicações que não induzem um sono natural nem promovem a verdadeira qualidade dele.

O mais importante é que você saiba identificar e aceitar padrões de estilo de vida avessos ao sono e eleger estratégias para readequá-los, colocando em prática mudanças sutis sem drásticas alterações na rotina, a fim de não perder a consistência.

Manter um horário regular para dormir e acordar, inclusive aos fins de semana

Depois de identificar seu cronótipo, como vimos no Capítulo 4, dormir e acordar sempre no mesmo horário é a primeira e, sem dúvida, mais importante orientação para melhorar a qualidade do sono. Isso tem a ver com nosso relógio biológico interno, o núcleo supraquiasmático, que precisa dessa regularidade para se alinhar corretamente ao ciclo de 24 horas de cada pessoa.[85] E esse ciclo precisa estar ajustado a seu cronótipo individual.

É claro que, de vez em quando, devido a compromissos ou imprevistos, principalmente nos fins de semana, essa norma pode ser flexibilizada. Mas, sempre que possível, trate essa prática como a orientadora principal de sua rotina. Você não vai se arrepender. Acostumar seu corpo a saber a hora certa de ir dormir ensina o cérebro a entender que, quando vai para a cama, você deve realmente descansar. Isso, inevitavelmente, reduz a latência do sono, que é o tempo que se leva para pegar no sono depois de se deitar. Uma latência do sono saudável dura, em média, de dez a vinte minutos até o adormecimento.

No início, pode parecer desafiador manter horários regulares de sono, especialmente se sua rotina for muito irregular. Mas, acredite, o benefício deste livro é justamente você conseguir organizar um pouco melhor suas atividades diárias conforme seu cronótipo. Isso envolve definir um horário fixo para ir dormir. Por isso, mais do que confiar no despertador para acordar, a verdadeira estratégia é configurar um alarme para lembrar a hora de ir para a cama.

Imagine se toda vez que você olhasse para seu relógio de pulso ele estivesse desregulado, algumas vezes marcando horas adiantadas, outras vezes atrasadas. Sua vida com certeza começaria a virar um caos. Isso é exatamente o que acontece com seu relógio biológico quando você adota horários irregulares para dormir, porque seu cérebro não consegue identificar o momento certo para o sono, o que pode resultar em insônia e outros transtornos do sono.

É por isso que, mais importante do que ter um alarme para acordar é ter um aviso certo para a hora de ir dormir. Programe um aviso para uma hora antes de seu horário habitual de ir para a cama; então abandone todos os eletrônicos, inclusive a TV, e comece a preparar um ritual de relaxamento.* É importante que seu cérebro se habitue a, todos os dias no mesmo horário, iniciar um comportamento de relaxamento e desconexão a fim de reduzir o metabolismo do corpo e ativar o sistema de calma e contentamento para se entregar ao descanso.

Devido à rotina e a hábitos pregressos, pode ser um pouco difícil no início, mas entenda essa orientação como a mais relevante para regular seu relógio biológico. Por isso, comece realizando esse ritual três vezes por semana. À medida que for se adaptando, ajuste e adicione ao restante da semana. Não tenho dúvidas de que você verá melhorias significativas em seu sono, porque, ao condicionar seu cérebro a saber a hora de ir dormir, com o tempo você vai acordar espontaneamente pela manhã sem o despertador. Aliás, despertar durante um sonho sem a necessidade do despertador, depois de sete a nove horas de sono, é um dos principais sinais de que seu sono está ganhando qualidade. Mas isso só acontece quando você tem horários regulares para dormir e acordar.

Permita-me fazer um contraponto aqui. Apesar de essa ser a principal orientação da higiene do sono, se você faz parte do grupo que tem dificuldades de pegar no sono mesmo se dando a oportunidade a ele, não se force a ir para a cama sem estar com pelo menos um pouco de sono. Entretanto,

---

* No fim deste capítulo, veremos algumas maneiras de fazer o corpo e a mente começarem a relaxar. Também nos aprofundaremos nesse assunto no Capítulo 8.

é fundamental que vá se preparando, realizando os rituais de relaxamento uma hora antes e organizando um ambiente de sono confortável, como veremos a seguir.

Só vá para a cama quando estiver com um pouco de sono

Nunca fique deitado na cama por um período muito longo sem conseguir dormir. Isso faz o cérebro criar uma associação a um ambiente de insônia ou desconforto, o que se transforma em frustração e ansiedade, piorando a situação.[86] Se você estiver rolando na cama por mais de vinte minutos sem adormecer, levante-se! Vá para um ambiente relaxante e só retorne à cama quando sentir um pouco de sono. Tenha paciência e repita o ritual de relaxamento, como ler um livro ou ouvir uma música relaxante fora da cama.

Nessas circunstâncias, jamais pegue o celular ou ligue qualquer dispositivo eletrônico, inclusive a TV. A luz azul emitida por esses aparelhos inibe a liberação de melatonina, o que dificulta ainda mais a indução ao sono. Além disso, o conteúdo consumido pode estimular a mente e aumentar a excitação, tornando o processo de adormecer ainda mais demorado.

Então, em resumo, se você estiver com problemas para dormir, deve reduzir as horas na cama no início, mesmo que isso pareça paradoxal. Você vai continuar dormindo menos tempo, mas com uma adaptação gradual. A ideia é que comece a sentir mais a pressão do sono ou a vontade de dormir pelo acúmulo concentrado de adenosina (aquela substância de que falamos antes, que se acumula no cérebro ao longo do dia e nos induz ao sono de modo natural). Com o passar do tempo, você vai recuperar a capacidade de induzir o sono naturalmente.

Já se você estiver tendo problemas para pegar no sono ou acordando no meio da noite sem conseguir voltar a dormir, deve evitar tirar sonecas durante o dia ou cochilar no sofá no fim da tarde, por exemplo, quando chega em casa do trabalho. Nesses momentos, para driblar a sonolência fora de hora, distraia-se com uma atividade leve, porém evite qualquer substância estimulante, como café, refrigerante ou energético.

Sua adaptação precisa ser gradual para que o sono aconteça à noite. Se você já dormiu bem um dia, pode voltar a conquistar isso.

Ambiente escurecido

O ambiente de dormir precisa ser escuro como se fosse uma caverna – aliás, foi assim que, por milhões de anos, nossos ancestrais se abrigaram para dormir. Temos uma mensagem genética proveniente dessa longa época evolutiva: noites são escuras. Com o advento da luz elétrica, estendemos a claridade do dia em nossas noites, afetando a liberação de substâncias que nos preparam para o sono, como a melatonina, que é mais bem induzida na ausência de luz.[87]

Desde o surgimento da luz elétrica, nossa relação com a noite foi transformada. Em 1882, Thomas Edison iluminou aproximadamente quatrocentas lâmpadas elétricas para cerca de 85 clientes na área de Pearl Street, em Manhattan (EUA), deixando para trás a escuridão dos séculos iluminados por fogo, velas e lampiões.[88] Essa inovação, contudo, também trouxe uma mudança radical no comportamento noturno humano. Nós nos tornamos capazes de transformar noites em dia dentro de casa pelo tempo que desejarmos. Mas ambientes densamente iluminados fazem nosso relógio biológico achar que ainda é dia, o que pode atrasar a liberação de melatonina em duas ou três horas.[89]

Por isso, ajustar a iluminação de casa à noite pode fazer uma grande diferença. Experimente diminuir a luz nos ambientes e utilize lâmpadas amarelas de baixa intensidade. Você pode até não gostar muito da estética dessa cor de luz, mas o excesso de luz branca na sala ou em outros ambientes pode atrapalhar quem tem dificuldades para dormir ou deseja se dar a oportunidade ao sono.

Então, quando você for para a cama, seu quarto precisa ser absolutamente escurecido. Se houver frestas que permitam a entrada de luz de outros ambientes ou da rua, utilize recursos como cortinas blackout para selar esse sagrado local de repouso. Caso algum parceiro ou companheiro de quarto costume ler até mais tarde, cogite o uso de tapa-olhos, se eles não causarem desconforto.

Argumentos como "eu sempre dormi com uma luzinha" são apenas uma crença que não condiz com o quadro biológico humano. Comece a desligar sua "luzinha". Caso estranhe demais no início, diminua-a gradualmente. Se crianças em sua casa dormem com a luz ligada por alguma razão, introduza essa mudança aos poucos também para elas. Dormir com iluminação artificial é prejudicial à regulação do relógio biológico, uma vez que não é natural, como vimos.

Para você entender a importância da relação entre sono e escuridão, saiba que a exposição à luz durante o sono pode afetar negativamente até o controle do açúcar no sangue, o que é um fator de risco para diabetes tipo 2. A alteração na secreção da melatonina promove mudanças comportamentais como refeições tardias e menos atividade física, o que afeta de maneira direta o metabolismo da glicose.[90]

Outros dados mostram que trabalhadores noturnos, que costumam dormir durante o dia e frequentemente em ambientes com algum grau de luz, apresentam maiores taxas de distúrbios metabólicos, obesidade e depressão. Isso ocorre porque o sono diurno, sob luz, reduz o tempo em sono profundo (fase N3) e sono REM, que são vitais para a regeneração física e emocional. Além disso, a exposição à luz durante o sono, mesmo indireta, mantém o sistema nervoso parcialmente ativado, elevando a frequência cardíaca e os níveis de cortisol, o hormônio do estresse; ou seja, o corpo permanece biologicamente em estado de alerta, quando deveria estar em reparo. Esses e outros achados justificam a razão pela qual dormir no escuro absoluto não é apenas uma preferência, e sim uma exigência fisiológica. Portanto, escureça seu quarto!

Associe a cama apenas a relaxamento e sono

Se seu cônjuge, parceiro ou você mesmo tem o costume de assistir TV no quarto, saiba que isso é muito ruim para a qualidade do sono. Por mais inconveniente que pareça o que vou dizer agora, lugar de TV é na sala! É preciso associar o quarto e a cama apenas a relaxamento e sono. Por isso, assistir TV, trabalhar ou escutar música, por exemplo, faz seu cérebro inconscientemente "entender" que aquele é um local para outras atividades além de dormir. Com o tempo, isso pode enfraquecer a associação mental entre cama e sono, dificultando o relaxamento e a indução ao sono quando você realmente precisa descansar. O cérebro requer sinais consistentes para saber quando desligar, e a cama deve funcionar como um gatilho automático para repouso e recuperação, e não como um espaço de estimulação ou produtividade.

Por fim, é essencial resgatar o verdadeiro propósito da cama: um espaço sagrado reservado exclusivamente para o descanso profundo, o relaxamento restaurador e a intimidade afetiva e sexual. Ensinar o corpo a reconhecer a cama como um "sinal de pausa" é uma estratégia simples, mas poderosa, para reprogramar o cérebro a entrar mais facilmente em estado de repouso sempre que ali estiver.

Silêncio!

O silêncio deve imperar, então ruídos internos e externos precisam ser controlados. Se você tem cônjuge, filhos, pets e TV ligada no quarto, deve manejar isso. Ruídos são prejudiciais porque causam frequentes interrupções nas fases de sono.

Se crianças pequenas estão presentes no quarto, é recomendável que comecem a ser habituadas a dormir nos próprios ambientes, salvo em situações específicas de problemas médicos ou condições atípicas. É mais saudável e adequado que crianças tenham o próprio local de sono.

No caso de animais de estimação no quarto ou na cama, saiba que outros mamíferos e aves têm ciclos de sono diferentes dos humanos, o que pode atrapalhar seu repouso. Gatos têm hábitos noturnos, cães têm ciclos de sono mais curtos do que os humanos, então acordam muitas vezes e podem despertar você também. Monte um ambiente propício para seu pet fora do quarto, principalmente se você sofre com interrupções do sono e tem dificuldade em voltar a dormir. Mesmo que seu pet não seja ruidoso na cama, pode ser que se movimente demais e torne seu sono fragmentado.

No caso de você viver em um bairro ou uma localização onde ruídos externos são inevitáveis, cogite usar protetores auriculares confortáveis ou recorra a um ruído branco para facilitar seu sono. Ruído branco é um som sempre na mesma frequência e em volume baixo, como o de ar-condicionado, ventilador ou da natureza, como chuva ou ondas do mar. Entretanto, convém ressaltar: o ruído branco deve ser usado apenas em caso de boa adaptação e se você se sentir receptivo a ele. Não é recomendável tocar qualquer tipo de música ou sons de frequências variáveis.

Temperatura agradável

A temperatura também é um item de grande relevância para dormir. Quando nosso cérebro está preparando o corpo para o sono, o hipotálamo abaixa a temperatura corporal, por isso no ambiente de dormir a temperatura deve ser amena.[91] Sono não combina com calor excessivo, e o ambiente adequado deve ficar entre 18 °C e 22 °C. De preferência, sempre mais frio do que quente, em sua percepção, já que um cômodo frio pode ser mais bem controlado com cobertores ou aparelhos de ar-condicionado ou aquecedores.

Outra questão que abordaremos no Capítulo 8 e tem relação com a temperatura corporal é desacelerar o ritmo da mente e do corpo para induzir ao relaxamento. Quando estamos estressados, angustiados ou ansiosos, é mais difícil "desativar" o sistema de ameaça e eixo do estresse. Nesse estado, substâncias excitatórias como adrenalina e cortisol são liberadas em maior quantidade, acelerando o metabolismo e impedindo que a temperatura corporal caia. Isso dificulta a indução e a manutenção de um sono de qualidade, tornando a mente agitada em um corpo biologicamente desperto, mesmo quando estamos exaustos.

⋆★⋆

Ajustar o ambiente, seus horários e sua rotina com carinho e atenção pode parecer simples, mas é um passo poderoso. São essas pequenas mudanças que geram os maiores impactos. Afinal, quando corpo e mente encontram as condições ideais, o sono se torna um aliado espontâneo. Mas é claro que, mesmo com todos esses ajustes, ainda existem inimigos ocultos que podem atrapalhar seu descanso. No próximo capítulo, vamos descobrir quais são eles e como vencê-los.

Um cochilo breve no início da tarde: O poder da soneca

Depois que seu sono já estiver mais ajustado, você pode se dar o benefício de tirar uma breve soneca após o almoço. Apesar de as evidências científicas ainda não serem totalmente conclusivas, tudo indica que é apenas uma questão de tempo até que estudos mais robustos confirmem de vez o poder restaurador da soneca.[92] A razão principal é biológica e evolutiva: o sono do adulto é bifásico, ou seja, fomos programados para dormir longamente à noite e repousar por um curto período durante o dia. É por isso que aquela sonolência irresistível pós-almoço não é preguiça, e sim um possível traço ancestral baseado na "hipótese do sentinela". Por milhares de anos, parte do grupo humano precisava manter a guarda contra ameaças durante a noite, então nada era mais justo que descansassem em algum momento do dia. Essa necessidade ficou impressa em nossos genes.[93]

Pesquisas já exploraram os efeitos da soneca com resultados animadores em relação a benefícios sobre o sistema cardiovascular e o desempenho cognitivo. Dormir por um breve período do dia parece interromper o ritmo frenético da rotina, relaxando o sistema vascular e favorecendo a pressão arterial.[94] Da mesma maneira, parece haver melhora na capacidade mental de memorização e aprendizado, o que amplifica o desempenho.[95] O mundo corporativo já se deu conta disso. Não é à toa que empresas como Huffington Post, Google, Cisco e Procter & Gamble estão entre as muitas que adotaram espaços dedicados ao descanso breve, oferecendo aos colaboradores a chance de se recarregar durante o expediente.[96, 97]

Contudo, é importante fazer uma ressalva. Cochilos breves não são recomendados para todas as pessoas. Se você foi diagnosticado com distúrbios como insônia crônica, sonolência excessiva ou sofre de privação severa de sono, deve evitar essa prática e focar primeiro o tratamento adequado. Quem dorme mal à noite não deve tentar compensar isso durante o dia, pois pode desorganizar ainda mais a arquitetura do sono. Na verdade, o poder da soneca só se revela por completo quando o sono noturno está em ordem. Por isso, priorize dormir bem à noite. Só então você estará pronto para experimentar uma soneca revigorante no início da tarde.

E para que esse "reset" fisiológico seja realmente saudável, use a soneca com inteligência. Evite prolongá-la e limite-se de dez a trinta minutos, período suficiente para restaurar a energia sem cair nos efeitos da inércia do sono – aquele estado de lentidão física e mental que surge após dormir demais. Também evite dormir depois das 2 da tarde. O ideal é aproveitar o início da tarde, quando o corpo naturalmente passa por uma leve queda de energia e sonolência. Se possível, busque um ambiente favorável para isso. Recarregue-se com prudência e excelência.

CAPÍTULO

7

OS INIMIGOS DO SONO E COMO DOMINÁ-LOS

Alguns de seus piores inimigos se disfarçam de prazeres inocentes e roubam sua energia.

Você já sabe como preparar um ambiente propício e adotar hábitos que favorecem um sono reparador. Agora, chegou a hora de identificar o que pode estar sabotando silenciosamente esses esforços, porque nem sempre o problema está em não saber o que fazer; às vezes, a questão é não perceber o que parece inofensivo, mas está drenando seu descanso, noite após noite. Chegou a hora de desmascarar verdadeiros inimigos do sono e aprender a neutralizá-los.

Remova mostradores luminosos do quarto

Essa é uma medida essencial. Quando estamos com dificuldade em pegar no sono ou sofrendo com a interrupção dele no meio da noite, é péssimo saber que horas são. Em primeiro lugar, porque olhar para uma fonte luminosa no escuro da noite nunca é recomendável. Depois, porque checar o horário de madrugada pode gerar preocupações relacionadas ao tempo, como a quantidade de sono restante ou o fato de ter que acordar cedo. Nessas circunstâncias, os fatores "pressa" e "pressão para dormir" se transformam facilmente em insônia.

Reduza o consumo de cafeína

A cafeína aumenta a vigília e reduz a sensação de cansaço, o que melhora o desempenho cognitivo e físico, além de ajudar na concentração e no foco ao diminuir a percepção de esforço.[98] Em contraponto, por ser um potente estimulante do sistema nervoso central, pode atrapalhar o sono. Isso explica por que a cafeína é uma das substâncias psicoativas mais consumidas no mundo e a "queridinha" de qualquer ambiente de trabalho ou sala de espera. Em quase todos os lugares do mundo, haverá uma máquina de café ou alguém para lhe oferecer um.

Quando se trata de sono, o consumo excessivo da cafeína pode acarretar efeitos indesejáveis, como insônia, ansiedade e irritabilidade.[99] O efeito também pode ser prolongado, especialmente se seu fígado não for eficiente na metabolização rápida dessa substância. Uma xícara de café puro pode perdurar mais de oito horas no organismo. Assim, se você é adepto do café no jantar ou toma chás e refrigerantes com cafeína à noite, corre o risco de passar a noite inteira com uma substância estimulante dentro de seu cérebro.

De acordo com pesquisas variadas, o consumo de cafeína três vezes por dia é considerado prejudicial para o sono profundo, visto que reduz o tempo total de duração dele. A qualidade e a eficiência do sono como um todo são impactadas, gerando desde maior dificuldade em pegar no sono até aumento no número de microdespertares ao longo da noite.[100]

Microdespertares são breves interrupções naturais no sono, especialmente na transição entre os estágios REM e NREM. Na maioria das vezes, não os percebemos, porque são rápidos e ocorrem várias vezes ao longo da noite como parte normal dos ciclos do sono, durando de segundos a alguns minutos. É aquela hora em que você vira para o lado e volta a dormir. No entanto, quando microdespertares acontecem em excesso, como na presença de substâncias estimulantes, podem tornar o sono muito fragmentado e afetar a eficiência dele.

Se você é apaixonado por café, minha sugestão é que comece a substituir algumas doses pela opção descafeinada da bebida ou manter o consumo apenas na parte da manhã. Mesmo assim, se seu consumo é exagerado, saiba que cafés descafeinados ainda têm cerca de 30% de cafeína. Por isso, a partir do início da tarde, é interessante substituir gradualmente os intermináveis cafezinhos por água ou chás sem cafeína. No Capítulo 9, veremos algumas alternativas ao café, para quando precisamos otimizar o foco no período da tarde, principalmente no cronótipo matutino/diurno, que tende a ter mais dificuldade de concentração com o passar do dia.

O ideal mesmo é que seu último cafezinho seja tomado logo após o almoço. Evitar a cafeína na segunda metade do dia, principalmente no início da noite, é uma sábia decisão. Chás escuros, refrigerantes, guaranás, energéticos e chocolates ricos em cacau também têm concentrações significativas de cafeína. Então, se você tem dificuldades com o sono, é preciso controlar esse fator de risco. Já que a ação da cafeína se dá por tomar o lugar da adenosina no cérebro e impedir essa substância de provocar o efeito de sonolência natural.

Evite a nicotina, especialmente à noite

A nicotina é um estimulante ainda mais potente e de ação mais rápida que a cafeína. Pessoas que combinam essas substâncias ativam vigorosamente as redes excitatórias do sistema nervoso simpático, liberando neuromoduladores que aceleram o metabolismo, como a dopamina e a noraepinefrina.[101] Isso gera um estado de hiperalerta e reduz rapidamente a sonolência.[102]

Cigarros e produtos relacionados podem diminuir o tempo total de sono e prejudicar os estágios NREM profundo e REM, impactando a recuperação mental e física. A nicotina também eleva a frequência cardíaca e a pressão arterial, o que pode levar tabagistas a acordarem mais vezes durante a noite. Além disso, muitos fumantes relatam acordar no meio da noite com vontade de fumar devido à abstinência da nicotina.

O tabagismo também está associado a um maior risco de insônia, apneia obstrutiva do sono e movimentos periódicos dos membros, o que pode piorar sintomas de ronco e dificuldades respiratórias à noite, diminuindo ainda mais a qualidade do sono.[103]

Não vou entrar nas inúmeras questões prejudiciais do fumo para a saúde. Se você fuma, faça alguma coisa por você e para dispor de mais tempo de vida próximo às pessoas que ama. Existem muitos métodos validados para parar de fumar. Tome essa decisão!

Modere o consumo de álcool antes de dormir

Limitar o consumo de álcool nas horas que antecedem o sono é uma boa ideia. Muitas pessoas acham que o álcool é relaxante e induz ao sono, mas na verdade existem muitas inconsistências nessa crença. O álcool, de fato, tem efeito relaxante sobre o estresse cotidiano e pode desligar o cérebro mais rapidamente, porém está longe de garantir um sono de qualidade. Pelo contrário, o sono com álcool é predominantemente superficial e agitado, já que a degradação da substância no fígado envolve a conversão do etanol em aldeídos, que são compostos tóxicos que enfraquecem o sono profundo.[104]

Lembra dos microdespertares? O sono com álcool é caracterizado por vários deles, e o pior é que você não os percebe e acorda cansado sem entender por que "apagou", mas não descansou, o que explica você acordar indisposto e mal-humorado após algumas doses a mais.[105] Nesse cenário, também há diminuição na quantidade do sono REM, que é decisivo para a regulação emocional e a criatividade.

Mesmo pequenas quantidades à noite, como naquele aperitivo, na "cervejinha" ou na "tacinha de vinho", já podem alterar a eficiência do sono.

Então, o consumo frequente de bebidas alcoólicas à noite, invariavelmente, provoca fadiga, menor produtividade e flutuações de humor.[106]

O álcool também é conhecido como fator de risco para episódios mais frequentes e intensos de bruxismo do sono. Além disso, o acentuado relaxamento dos músculos da mandíbula e da garganta facilita o aumento do ronco. Em resumo, o bruxismo, o ronco e a apneia obstrutiva do sono podem piorar muito na presença de álcool.[107, 108] Outro efeito nocivo do álcool ao sono é que algumas bebidas alcoólicas são diuréticas, portanto geram a necessidade de levantar para ir ao banheiro e causam ainda mais interrupções nos ciclos.

Imagino que, ao contrário do que você esperava, seu drinque noturno relaxante causa muito mais problemas do que o sedutor benefício de aliviar a tensão do estresse diário. Acertei? Sabemos que a socialização com álcool, principalmente à noite, é uma das maneiras mais tradicionais de reforçar vínculos e desenvolver um círculo social de apoio. Então tenha consciência de que beber com moderação pode até fazer parte da vida, desde que sem perder a capacidade de perceber os prejuízos e as consequências da frequência e da intensidade de um hábito.

Na vida, o "de vez em quando" deve imperar em relação aos prazeres imediatos.

Evite refeições pesadas antes de dormir

Comer em excesso à noite, principalmente alimentos de longa e difícil digestão, como carnes gordurosas, carboidratos e doces, é péssimo para o intercurso noturno. O processo digestivo, por si só, eleva a temperatura interna do corpo e dificulta a transição para o sono.

Além disso, deitar-se logo após comer pode causar desconfortos gástricos. Nesse sentido, alimentos gordurosos e picantes são especialmente problemáticos, pois relaxam o esfíncter esofágico e permitem que o ácido do estômago suba para o esôfago. Esse refluxo pode causar desconfortos como azia e queimação no peito, sintomas que comprometem o relaxamento necessário para adormecer e podem até interromper o sono ao longo da noite.

Já alimentos ricos em carboidratos simples e açúcares causam picos de glicose e insulina, o que pode dificultar o relaxamento e a indução ao sono.

Chegou a hora de desmascarar verdadeiros inimigos do sono e aprender a neutralizá-los.

Dormir é um ato revolucionário
@cesargrunn

Em resumo, refeições perto da hora de ir dormir aumentam a frequência de despertares e atrapalham o descanso.[109]

Para dormir melhor, evite fazer refeições pelo menos duas a três horas antes de dormir. À noite, prefira comidas leves e ricas em proteínas magras ou fibras. Para que você possa fazer um planejamento ainda mais alinhado e saudável, veremos detalhes de alimentação relacionada a cada cronótipo e pico produtivo no Capítulo 8.

Controle sua hidratação nas horas finais do dia

Beber água durante o dia é mais do que recomendável. Como um motor de carro precisa de óleo para funcionar bem, nosso corpo precisa estar hidratado para catalisar os recursos metabólicos. Água é fonte de saúde e de vida. No entanto, você deve evitar a ingestão de líquidos em excesso uma hora antes de dormir, para que não tenha interrupções do sono com idas ao banheiro. Em especial, pessoas com mais de 60 anos devem parar de ingerir líquidos antes das 6 da tarde, já que o envelhecimento da bexiga pode causar interrupções ainda mais frequentes.

Separe o trabalho do espaço de dormir

Os resultados de um sono de má qualidade já estão sendo sentidos em todo o mundo corporativo.[110] O custo oculto de trabalhar na cama pode ser alto demais e acabar resultando no oposto do que se deseja: menos produtividade. Quando você transforma sua cama em escritório, mesmo que seja apenas para responder a mensagens do trabalho, revisar um arquivo ou checar o e-mail pela última vez, abre a porta para um dilema inconsciente, que é confundir os circuitos de seu cérebro entre descanso e produtividade.

Ao permitir que o cérebro associe esse espaço com trabalho e criatividade, quando quiser dormir, você pode ser invadido por uma sensação de alerta e hiperatividade. Em pessoas com problemas para dormir, essa dualidade pode fazer, mesmo tendo dormido a noite toda, ainda acordar cansado pela manhã. Da mesma maneira, trabalhar até muito tarde pode deixar a mente ativa demais após esforços cognitivos, não permitindo a indução a um sono mais profundo e reparador.

Lembre-se: sua cama deve ter uma identidade restrita de santuário do sono. A recomendação é clara: delimite espaços e não trabalhe demais até próximo de ir para cama.

Desconecte-se das telas antes de dormir

Esse é um autocuidado crucial! Estamos na era da hiperconexão digital, e toda precaução com dispositivos eletrônicos é benéfica. Cuidar da "saúde digital", especialmente das crianças, é uma responsabilidade coletiva que impacta diretamente a saúde mental e a produtividade das sociedades futuras.[111]

Em janeiro de 2007, Steve Jobs apresentou o primeiro iPhone, um dispositivo que combinava telefone celular, tocador de músicas com controle de tela sensível ao toque e navegador de internet. Foi a marca do início de um novo momento tecnológico. Rapidamente, o mercado de telefonia móvel foi transformado, estabelecendo novos hábitos de interação com a tecnologia. Mais uma vez na história, nosso comportamento foi mudado pela tecnologia, e desde então a percepção sobre a velocidade da informação só aumentou, e nosso cérebro recebe por dia uma quantidade incalculável de estímulos informacionais.

Com a internet super-rápida e a proliferação das telas, os novos hábitos comportamentais também alteraram os padrões de sono. Antes da era digital, tínhamos ciclos de sono mais alinhados aos ritmos naturais do corpo. A ausência de telas à noite permitia uma transição mais suave entre o dia e o descanso, preparando nosso cérebro para o sono com mais facilidade. Com o avanço da tecnologia para dentro dos lares, os horários de sono começaram a ser flexibilizados e o descanso, adiado em favor de mais tempo on-line.[112]

As telas se tornaram uma fonte constante de estímulos, por meio de redes sociais, vídeos, jogos ou plataformas de streaming. Essa presença intensa interrompeu rotinas de sono e afetou diretamente a qualidade do descanso. A sensação de estarmos sempre "conectados" e a necessidade constante de atualização podem gerar um ciclo de ansiedade que nos faz verificar e-mails e redes sociais centenas de vezes por dia, inclusive antes de dormir.

Cérebros com estimulação excessiva passaram a ter dificuldade para se desligar da sedutora interação com dispositivos digitais. Em vez de recarregarmos as energias, preferimos a exposição às telas antes de dormir, o que tem sido associado a maiores níveis de estresse e irritabilidade, contribuindo para transtornos do sono.[113]

Além disso, smartphones, tablets, computadores e outros tipos de tela emitem luz de LED azul. Da mesma maneira que a luz elétrica artificial, ela tem o poder de retardar a liberação de melatonina.[114] Quando posicionamos um smartphone a 20 centímetros de nossas retinas, o núcleo supraquiasmático detecta o comprimento de onda da luz azul, que é uma das mais potentes do espectro luminoso, presente no sol forte da manhã. Nosso relógio biológico, então, "pensa" que é dia, mesmo na calada da noite. E não é só a luz: o conteúdo consumido nesses momentos também importa. Notícias estressantes, debates inflamados, vídeos de ação ou jogos competitivos podem deixar sua mente em estado de alerta, ainda que você esteja deitado e com as luzes já apagadas.

O efeito da luz LED azul, somado às reações induzidas pelo tipo de conteúdo estimulante das plataformas digitais, pode acelerar o metabolismo do corpo, elevar a temperatura dele e disparar circuitos excitatórios ligados ao medo ou à euforia. Isso cria um efeito duplo: restrição da melatonina e sensação de alerta. O problema é que você está na cama, pronto para dormir. Enfim, aprisionado pelo algoritmo e após navegar por um tempo bem maior do que esperava, você larga o smartphone para tentar pegar no sono. Quando finalmente consegue dormir, um "efeito colateral digital" ainda se mantém, alimentado pelas substâncias excitatórias recém-‑liberadas em seu cérebro.

O "efeito colateral digital" afeta os ciclos do sono e pode ser ainda mais pronunciado de acordo com o hábito de consumir conteúdos estimulantes até altas horas, como assistir a filmes e vídeos turbulentos ou jogar e apostar on-line. Um efeito semelhante ocorre quando verificamos demandas de trabalho ou absorvemos notícias desagradáveis perto da hora de dormir, alimentando pensamentos recorrentes e preocupações excessivas. Esse cenário é extremamente prejudicial, tanto para adormecer quanto para manter um sono tranquilo ao longo da noite toda.

Todos os dias, esquadrões numerosos de exaustos se levantam cedo, depois de terem dormido pouco ou mal, e vão para uma longa jornada de trabalho. A sociedade da exaustão tem se queixado de falta de concentração, fatiga, inquietação e indisposição. Quanto disso tem a ver com o "celular nosso de cada dia" e o fenômeno da hiperconexão digital?

Precisamos lançar um movimento mundial para o uso racional da tecnologia, em nome da saúde mental e de um sono saudável. Chegou o momento de estabelecer limites e observar a saúde digital. Comece por você: abandone qualquer tipo de tela próximo da hora de dormir. Substitua-a por um livro físico, uma música relaxante ou um podcast interessante.

Um estudo realizado por pesquisadores da Harvard Medical School comparou pessoas que leem livros físicos com outras que leem em telas e demonstrou um padrão de sono alterado nestas últimas, como se o cérebro continuasse alerta durante as fases do sono. Ainda, os autores das pesquisas registraram que esse padrão alterado continuou ao longo das noites seguintes, como se fosse um "efeito colateral digital" prolongado.[115] Por essa razão, o uso de telas deve ser evitado, pelo menos, uma hora antes de ir dormir. A mesma medida deveria ser tomada em relação a plataformas de entretenimento na TV, que aprisionam em maratonas intermináveis madrugada adentro.

Então, reforço: faça um uso racional de seu smartphone. Lembra que você o programou para despertar uma hora antes de ir dormir? Aproveite e o desligue e coloque longe de seu alcance. Afaste-se de todos os eletrônicos quando começar a se preparar para dormir. É hora de seu ritual de relaxamento. Por mais "fora de contexto" ou anômala que pareça essa atitude, você dará uma folga digital para sua cabeça. Não leve um algoritmo para a cama! Seu sono e sua saúde mental vão agradecer.

CAPÍTULO

8

O MOVIMENTO E O DESPERTAR

A calma ao despertar e o movimento do corpo
são pactos silenciosos com a saúde.

Agora que você já compreende como certos hábitos sabotam seu sono à noite, é hora de voltar a atenção para o outro lado da equação: o que acontece ao longo do dia e, especialmente, nas primeiras horas da manhã. O modo como despertamos e movimentamos o corpo pode amplificar os ganhos de uma boa noite ou comprometer por completo o descanso conquistado.

O exercício físico como modulador do sono

Muitas pessoas questionam o motivo de eu não considerar o exercício físico como o terceiro pilar do alicerce do sono, junto do desenvolvimento do foco e da alimentação para a gestão da energia. Existe uma razão para isso. O exercício físico é o principal modulador do sono, portanto é um elemento complementar, e não um pilar estrutural.[116]

Existem inúmeros benefícios da prática física, e talvez o que mais impacte a saúde geral seja a redução do estresse e da ansiedade, além da contribuição para a sincronização do relógio biológico interno, o que facilita a indução do sono e tem o poder de expandir o estágio NREM profundo.[117] E por isso é um recurso que faz a manutenção e otimiza o alicerce sono, em vez de um pilar independente.

Você já deve saber que tentar se exercitar após um sono de péssima qualidade é desmotivador e impede a realização de atividades de maior intensidade ou a manutenção de uma prática regular. Não há motivação nem consistência para isso, ou seja, faltam justamente os dois combustíveis essenciais: energia física e mental. A qualidade do sono afeta diretamente o desempenho físico, da mesma maneira que a prática regular de exercícios melhora a qualidade do sono.

Apesar de no Brasil o número de sedentários estar diminuindo, a mudança não é tão expressiva quanto seria desejável, já que cerca de 40% da população ainda se consideram sedentários.[118] É provável que isso esteja ligado a um viés poderoso que nos leva a procrastinar a atividade física: somos suscetíveis a adiar tarefas que exigem maior esforço e cujos resultados só aparecem muitos meses depois. Esse viés é conhecido como "desconto temporal" e funciona de modo que, como as recompensas dessas ações estão muito distantes, no futuro, tendemos a ignorá-las ou subestimá-las, priorizando outras gratificações imediatas no lugar. Exercícios físicos regulares e orientações de higiene do sono são bons exemplos disso.

Se você não sente motivação para se exercitar todos os dias, pode ser porque não vê os resultados práticos desse esforço na primeira semana. São necessários muitos meses de consistência até que seus músculos comecem a se tonificar e seu indicador de colesterol melhore. Essa recompensa a perder de vista favorece a tendência de adiar uma prática em nome de um prazer imediato, como um sofá confortável, uma fatia de bolo de cenoura ou o novo filme do Batman, que são satisfações instantâneas e liberam "dopamina barata", por isso parecem muito mais interessantes do que uma caminhada no parque.

Minha missão é combater a influência do desconto temporal em sua vida, usando o recurso mais valioso que temos como seres racionais: a informação. Por isso, vou tentar convencer você com o argumento de que se exercitar modula o sono ao afetar positivamente os quatro sistemas de regulação nervosa: dor; ameaça e eixo do estresse; busca e recompensa; e calma e contentamento.

A prática frequente de atividade física faz você modular melhor a dor e ajuda a regular a liberação do cortisol, o hormônio do estresse, o que reduz a resposta do sistema de ameaça e facilita noites de sono mais tranquilas.[119] Se não convenci ainda, complemento: quando você corre ou caminha em um bosque arborizado, libera neuromoduladores de prazer e satisfação, como a dopamina e a serotonina.[120] Essa é uma das razões pelas quais as pessoas sentem bem-estar depois de se movimentar. Além disso, atividades físicas em grupo podem salientar ainda mais a função do sistema da calma e contentamento, com a presença de oxitocina, responsável pelo sentimento de pertencimento e fortalecimento dos vínculos sociais.

Se você sofre com dificuldade para dormir, insônia ou sono fragmentado, não tenha dúvidas de que deve incluir exercícios físicos em sua rotina. Mas lembre-se de que iniciar com práticas muito leves é o segredo. Se você for um sedentário que nunca se exercitou, então consultar um médico é o primeiro passo. Acima de tudo, comece bem gradualmente, fazendo uma caminhada de trinta minutos duas ou três vezes por semana, por exemplo, e permaneça assim pelo tempo necessário até que se sinta confortável para aumentar a frequência ou a duração.

Aqui, deixo duas dicas valiosas para começar a se exercitar. A primeira é: peça ajuda a uma pessoa de sua confiança, que não seja nem muito flexível, nem muito crítica, para que estimule sua consistência e persistência. A segunda é: comece a se exercitar com alguém que já pratica alguma atividade com recorrência. Quando se treina com companhia, um incentiva o outro, e isso aumenta substancialmente a motivação.

Com relação à qualidade do sono, o exercício físico é melhor quando realizado pela manhã, de preferência ao ar livre. A exposição à luz natural logo cedo alinha o relógio biológico e fortalece a disposição para o dia. Às vezes, isso é inviável em função de compromissos profissionais, além de que acordar muito cedo e sacrificar horas do sono REM para se exercitar nunca será indicado.

Por outro lado, considere modificar seu horário de atividade física se ele for muito tarde da noite ou próximo de seu horário de dormir. A liberação de substâncias excitatórias pode manter você mais alerta e elevar sua temperatura corporal, dificultando a indução do sono. Exercícios físicos devem ser realizados até, no máximo, de duas a três horas antes de ir dormir.

O ritual do despertar em cinco minutos

Tão importante quanto o que fazemos ao longo do dia é como o começamos. O modo como despertamos do sono pela manhã pode preparar nosso cérebro para o foco e a redução do estresse necessários – ou nos lançar direto no caos, caso seja turbulento. Ter um ritual para despertar é uma estratégia de extremo valor que costuma ser ignorada.

A maioria das pessoas salta da cama ao ser expulsa por um despertador histérico, então logo experimenta um choque excitatório matinal. Não existe maneira mais inadequada e tensa de acordar do que ativar, de súbito, o sistema de luta ou fuga do eixo do estresse. O corpo, ainda na transição entre o sono e a vigília, é invadido por uma pressa opressiva capaz de degradar não só o humor, mas também a motivação para o dia.

1. O silêncio intencional

Você está vindo de uma noite de sono, por isso nada mais saudável do que despertar com calma. Realizar um ritual rápido e eficaz mantém ativo o sistema de calma e contentamento. Então, ao acordar, vamos cultivar o que chamamos de silêncio intencional. Comece mantendo o foco em sua respiração por um instante. Agora, imagine sua imagem bem à sua frente. Analise sua expressão enquanto se encara. Como se vê nessa manhã? Tem uma expressão séria ou preocupada? Ou tem uma face mais serena e aberta? Quem sabe um meio-termo. O que você sentir ou pensar diante de si mesmo tende a ser a valência emocional para seu dia. Comece a trabalhar isso a seu favor e passe a se enxergar com mais leveza.

Durante o silêncio intencional, respire lentamente por dois minutos, imaginando sua face confiante. Faça apenas isso. Não reflita sobre suas tarefas ainda. Disponha-se e valorize esse breve tempo com você mesmo. Ao manter o foco na respiração e em si mesmo, você se concede um espaço saudável entre o sono e a vigília. É nesse momento que deve fazer sua oração, se for espiritualista. Se não for, simplesmente agradeça por mais uma oportunidade de ver o sol nascer e escrever um capítulo melhor que o do dia anterior.

Se você sentir que pode voltar a pegar no sono, sente-se na cama para praticar o ritual do despertar. Porém, considere esse como um sinal claro de que você não está descansando o suficiente. Quando desfrutamos de um sono saudável, além de acordarmos sem despertador, não sentimos pressão para dormir novamente.

2. A técnica da visualização

Após o silêncio intencional, pratique a técnica da visualização por mais dois minutos. Nela, visualize exatamente como pretende que seja seu dia. Essa técnica da visualização é psicologicamente positiva e muito poderosa porque aproveita o poder da mente para moldar a realidade e os resultados desejados. Na neurociência, a visualização faz total sentido quando analisada à luz da teoria dos neurônios-espelho.

O neurocientista italiano Giacomo Rizzolatti e o professor Vittorio Gallese foram os primeiros a descrever a existência dos neurônios-espelho. Juntos, eles descobriram esse tipo de padrão neural em estudos com macacos, nos quais os mesmos neurônios eram ativados tanto quando o macaco realizava uma ação quanto quando ele observava a mesma ação sendo realizada por outro macaco.[121] Em síntese, o cérebro não sabe discernir quando você está realizando uma ação ou quando está apenas visualizando a mesma ação; ele simplesmente ativa as mesmas áreas neurais.[122]

Por exemplo, se você assiste a alguém praticando algum exercício físico ou você o pratica, os mesmos neurônios são ativados e treinados na ação. Por isso, visualizar seus objetivos e como deseja agir para os executar treina seu cérebro para a ação, dando mais confiança e clareza. Entretanto, visualizar não tem a ver com simplesmente desejar que algo aconteça. É muito mais do que isso. Significa representar mentalmente passo a passo como se pretende realizar um objetivo ou uma meta.

A técnica da visualização em detalhes ajuda a entender nossas motivações, simular ações e, mais importante ainda, colocar em prática habilidades que estão em nosso repertório, como se estivéssemos agindo diretamente. Envolver-se em um processo de visualização é exercitar os mesmos circuitos neurais acionados durante a atividade-alvo. Quando "vê" a ação acontecendo, o cérebro fortalece a conexão entre a intenção de realizar e a execução de fato. Nesse "ensaio mental", nos preparamos com mais confiança para o momento de executar uma tarefa, um procedimento ou uma ação, o que permite que a execução "real" tenha ainda mais chances de ser bem-sucedida.

Michael Phelps, um dos maiores campeões de todos os tempos na natação, é um grande defensor da visualização. Durante a carreira, ele sempre se imaginou nadando as provas e antecipando cada movimento. Phelps visualizava em detalhes até mesmo tudo que pudesse dar errado durante a performance. Em entrevistas, ele contou que a visualização o ajudava a se preparar mentalmente e lidar com imprevistos que poderiam ocorrer durante o desafio.[123]

Um dos homens mais rápidos do mundo, Usain Bolt costumava visualizar a si mesmo correndo antes das disputas, além de tirar rápidas sonecas antes de competir. A técnica o ajudava a reduzir a ansiedade e manter o foco.[124] No mundo empresarial, Richard Branson, fundador do Virgin Group, declarou que utiliza a visualização para planejar objetivos de negócios e antecipar obstáculos que possam surgir.[125]

Há inúmeros outros exemplos de personalidades e pessoas comuns que se visualizam todos os dias como modo de familiarizar os neurônios para

O modo como despertamos e movimentamos o corpo pode amplificar os ganhos de uma boa noite ou comprometer por completo o descanso conquistado.

Dormir é um ato revolucionário
@cesargrunn

as provas da vida. Então aproveite o silêncio da manhã no conforto de sua cama e estimule seu cérebro a visualizar seus passos do dia. Leve a sério o poder da mente na elaboração de seus planos. O exímio empresário Henry Ford costumava advertir: “Se você pensa que pode ou que não pode, você está certo de qualquer maneira”.[126]

3. A luz natural da manhã

Por fim, no último minuto no ritual do despertar, levante-se e abra a janela. Deixe a luz natural invadir seu quarto e inundar sua retina e fique alguns segundos olhando para fora. Expor-se à luz natural ao acordar é fundamental para regular o relógio biológico, porque aciona diretamente diversas funções físicas e mentais. A potente luz azul da manhã sinaliza ao cérebro que é hora de estar alerta, o que ajuda a ajustar o relógio biológico e aumenta a produção de serotonina e outros neurotransmissores relacionados ao bem-estar, à disposição e ao foco, como a dopamina e a adrenalina.

Após o ritual do despertar em cinco minutos, você estará apto para agir e colocar em prática o que visualizou, de preferência começando com exercícios físicos aeróbicos, que potencializarão os efeitos de ânimo e motivação.

Acorde devagar, exerça o silêncio intencional, pratique a visualização, exponha-se à luz natural e, então, vá viver seu dia!

CAPÍTULO

9

DESCONECTE-SE PARA SE CONECTAR: O PILAR DO FOCO

"Quase tudo volta a funcionar se você desligar por alguns minutos, incluindo você mesmo."

Anne Lamott[127]

"Preciso aquietar a mente para voltar a ter o mesmo foco de antes", disse-me uma paciente, há alguns anos. Carla era uma gestora experiente no ramo do varejo, mas estava visivelmente sobrecarregada.

Esse desejo de "aquietar a mente" para buscar o desenvolvimento do foco possivelmente é o anseio de muitas pessoas que almejam recuperar o nível da performance que, um dia, as impulsionou às posições que ocupam hoje, mas que, de alguma maneira, se perdeu na rotina puxada. Para outros, é uma decisão urgente na busca de uma vida de mais qualidade no trabalho e nos relacionamentos pessoais.

A questão é que, quando algo nos perturba demais ou a pressão das demandas se torna excessiva, o sistema de ameaça e eixo do estresse compromete nossa capacidade de foco apurado, além de nos trair com esquecimentos e raciocínio confuso. As escolhas se tornam um labirinto, e as decisões equivocadas levam a erros recorrentes que aumentam conflitos.

Recuperar ou desenvolver o foco passa a ser fundamental, e isso requer entender como funcionam os circuitos da atenção no cérebro. Acontece que o cérebro tem uma capacidade limitada para manter a concentração; por natureza, a mente foi feita para vagar. Ela salta de um pensamento a outro, o tempo todo, explorando cenários, imaginando possibilidades, avaliando riscos e criando alternativas. Essa atividade constante é o padrão natural da mente. Só conseguimos interromper esse fluxo errante quando estamos profundamente concentrados em algo. E, mesmo nesses momentos de foco intenso, seguimos vulneráveis a distrações que, muitas vezes, nos tiram do presente sem que percebamos. Em poucos segundos, estamos novamente divagando. A mente é, por essência, dispersa. Então manter a atenção direcionada exige esforço consciente. Não é fácil estudar ou trabalhar focado: é uma batalha contra o funcionamento automático do próprio cérebro.

A armadilha do "modo padrão"

A mente errante ou perambulante é um estado natural que a neurociência chama de *default mode*, ou rede de modo padrão.[128] É quando o cérebro entra em um fluxo constante de autorreflexões e devaneios, em que nossos pensamentos circulam entre o passado e o futuro, criando um diálogo interno incessante que apenas é interrompido quando algo nos chama a atenção. Embora muitas vezes pareça que estamos apenas "sonhando acordados", esse movimento mental vai muito além disso, pois existe um papel vital por detrás de nossos diálogos internos.

É nesse fluxo que avaliamos as circunstâncias de nossa vida, criamos estratégias para controlar nossas emoções, definimos metas e decidimos para onde direcionar nossa energia. Como o próprio nome sugere, é a rede "padrão" do cérebro ou o modo em que ele funciona no "automático", um espaço onde a mente explora a si mesma e a realidade individual. O problema acontece quando a mente começa a se tornar errante demais e se transforma em uma "mente inquieta", com pensamentos excessivos e agitação emocional. O primeiro sinal disso é a diminuição da capacidade de foco e atenção. Tudo está ligado, de algum modo, ao estresse aumentado que passa a ativar uma mentalidade de teor mais negativo e rápido.

É por isso que, quando você não consegue parar de pensar em algo que aflige ou atormenta, alguém diz: "Arrume alguma coisa para fazer, se distraia". Então, você mergulha em um hobby ou se dedica com foco em uma tarefa quase como um refúgio. De repente, a mente inquieta encontra paz ao se concentrar profundamente, pois se esquece de todo o restante. Por um momento, você engana a mente errante e se liberta da tormenta interna que ela causa.

Quando direcionamos toda nossa atenção para uma tarefa, nosso cérebro silencia o modo padrão e liga redes específicas que canalizam a atenção ao novo foco. Um cérebro concentrado consegue se desprender da enxurrada de pensamentos aleatórios, ignorando o mundo exterior e, inclusive, perdendo a noção de tempo. Como em um passe de mágica, ele deixa de vagar entre passado e futuro e fica totalmente presente e atento ao que está fazendo.

Esse estado de concentração profunda é capaz de gerar uma sensação maior de bem-estar. Foi o que motivou os psicólogos americanos Matthew Killingsworth e Daniel Gilbert a investigar mais a fundo os efeitos da mente quando ela estava errante ou focada. Para isso, criaram um experimento inédito usando um aplicativo chamado Track Your Happiness (Rastreie sua Felicidade). A ferramenta monitorava, em tempo real, pensamentos e emoções de mais de 2 mil pessoas ao longo do dia. O algoritmo enviava notificações aleatórias com três perguntas simples, mas poderosas: 1) "O que você está fazendo agora?"; 2) "Onde está sua mente neste momento?"; e, o mais importante, 3) "Como você está se sentindo agora?". O resultado foi uma base de dados imensa, com milhares de registros sobre o que as pessoas pensam e sentem durante a rotina, revelando padrões valiosos sobre felicidade, atenção e estados mentais.[129]

Surpreendentemente ou não, os resultados revelaram que as pessoas permaneciam com a mente errante, em média, cerca de 47% do tempo. Mas algo em particular chamou a atenção dos pesquisadores. Quanto mais as pessoas relatavam estar com a mente perambulando, menos felizes diziam se sentir. E, ao contrário, quando estavam concentradas em uma tarefa ou atividade, mais felizes se autodescreviam. Aqueles dados estavam sugerindo que a atenção plena poderia influenciar positivamente no bem-estar. O estudo foi intitulado "Uma mente errante é uma mente infeliz", e a publicação na revista *Science* viralizou no mundo científico.

Não importa se você está lavando a louça ou desarmando uma bomba; estar totalmente focado na atividade tem o poder de "aquietar" a mente e transmitir maior sensação de felicidade. Sei que você pode estar achando óbvio; afinal, quando está imerso em seu seriado favorito, sente exatamente isso. Mas o sentido ainda é muito mais amplo do que lazer. Estar focado nas coisas mais simples da rotina é algo relevante, porém pouco praticado. Por exemplo, quando estamos andando pela calçada ou tomando banho, quase nunca estamos, de fato, "ali". Normalmente, estamos perdidos em pensamentos projetados no futuro ou em eventos do passado recente. Ficamos mastigando pensamentos, e isso desencadeia mais facilmente os sentimentos de incerteza e lamentações.

Se a sensação de bem-estar e felicidade é menor conforme permanecemos mais tempo no modo errante da mente, isso significa que faz muita diferença lavar a louça prestando atenção em quantos pratos estamos enxaguando em vez de remoer um relacionamento frustrado ou a preocupação com o futuro da bolsa de valores.

Quantas vezes não conseguimos lembrar se desligamos as luzes depois de sair ou sequer somos capazes de recapitular o que enxergamos no trajeto até o trabalho? Isso significa que não estávamos presentes. Uma mente divagante ao extremo pode nos fazer perder a preciosa oportunidade de vivenciar a essência dos momentos, além de nos deixar mais ansiosos. É claro que a mente errante é mandatória porque é o modo padrão do cérebro e uma estratégica para traçarmos planos e analisarmos a realidade, mas a dispersão em excesso começa a nos roubar algo precioso: a sensação de bem-estar.

Quando seu filho convida para brincar, você até vai, mas está ali só fisicamente. Aprisionado em introversões e preocupações, simplesmente deixa de estar por inteiro presente em um momento único. Frustrações de ontem e ansiedades do amanhã nos privam de viver o agora em quase metade do tempo da vida. E se passamos um terço das 24 horas dormindo, por quanto tempo, de fato, estamos despertos no presente?

Uma pausa na mente errante

Se você sente sua mente errante demais, gostaria que atentasse para o que vamos falar agora. Que tal reduzir a atividade errante da mente? É por isso que vou apresentar alguns circuitos de seu cérebro que merecem ser treinados: são redes para aprimorar o foco e reduzir os impactos do estresse em seu dia a dia. Ainda que as práticas para exercitar esses circuitos sejam descritas no Capítulo 10, é fundamental que você conheça as funções cerebrais que podem transformar sua relação com a atenção e tornar sua vida mais leve e consciente. Com esse entendimento, cada técnica fará ainda mais sentido, e seu cérebro ficará mais preparado para mudar.

Sabemos que a mente errante é o estado automático e natural do cérebro e que desempenha um papel importante e estratégico no planejamento da vida; porém, quando isso acontece excessivamente, aumentamos a atividade do sistema de ameaça e estresse, que dispara uma enxurrada de pensamentos e sentimentos difíceis de conter. Essa hiperatividade da mente também dificulta a tarefa de pegar no sono. Pior: pode nos acordar no meio da noite e, de modo angustiante, impedir que voltemos a dormir. Imagens, emoções e pensamentos não convidados insistem em nos atormentar, enquanto a madrugada acelera em direção à manhã seguinte.

Por que, afinal, é tão difícil controlar a mente errante? Da mesma maneira, por que manter a concentração parece, muitas vezes, um desafio enorme?

Isso acontece porque o estilo de vida moderno, somado à era da informação em excesso, principalmente no mundo digital, tem piorado ainda mais nossa já complicada capacidade de foco. Deixe-me explicar melhor. Tudo tem a ver, mais uma vez, com a energia individual. Um cérebro inteligente e complexo como o nosso precisa de muita energia para funcionar, pois consome cerca de 20% de toda a energia produzida pelo organismo. É um único órgão de 1,5 quilo que devora quase um quarto da energia de todo o corpo.

Quando estamos "em repouso", operando na mente errante, o consumo de energia é menor. Embora esteja "ativa", essa rede costuma consumir menos recursos porque está envolvida em processos mais automáticos e menos exigentes cognitivamente. Já quando nos dedicamos a uma tarefa com foco e concentração, acionamos as chamadas redes executivas do cérebro. Esses circuitos requerem mais energia metabólica devido à maior demanda de processamento consciente e controle atencional.

A atenção profunda em uma tarefa, como aprender algo novo, resolver problemas no trabalho ou manter o foco por um longo período, recruta uma área do cérebro chamada córtex pré-frontal, que é o "departamento executivo" do cérebro, cuja função é processar o pensamento analítico e o juízo crítico para tomada de decisões. Para fazer isso, o córtex pré-frontal "trabalha duro" com outros circuitos cerebrais como a memória operacional, o que exige grande esforço mental e, portanto, alta demanda energética.

Ao fazer esta leitura, você está utilizando exatamente esses circuitos. Se tentar ler este livro inteiro por horas a fio, raciocinando sobre os tópicos abordados, vai sentir seu foco enfraquecer e um cansaço mental invadir sua mente. Tudo isso porque usar os serviços das redes executivas do córtex pré-frontal é extremamente oneroso. Se você estiver privado de sono ou tentar fazer isso cansado, é provável que a atividade não dure muito tempo.

Aqui você começa a entender que sua mente funciona com uma rede errante de modo padrão de "baixo consumo" e uma rede executiva de "alta demanda". Por isso, focar algo é mais cansativo, porém mais gratificante.

A natureza é sábia e, acima de tudo, econômica. Não podemos esquecer que nosso cérebro está em evolução há milhões de anos e desenvolvendo estratégias para aproveitar ao máximo a escassez de energia disponível no ambiente. Durante a maior parte da história evolutiva, os hominídeos "perambularam" por aí com a mente errante no piloto automático em modo econômico, observando o entorno até que algo chamasse a atenção, como alimentos, um parceiro sexual ou um abrigo aprazível para pernoitar. Quando identificavam e focavam uma atraente árvore de laranjas amarelas, nada mais importava a não ser explorar aquela oportunidade.

É claro que homens primitivos não tinham tempo para ficar "planejando o futuro ou avaliando o passado", já que estavam interessados apenas na sobrevivência e no momento presente. Tampouco dispunham de um "departamento executivo" do cérebro bem desenvolvido para permanecerem focados realizando uma tarefa cognitiva complexa ou refletindo sobre o sentido da vida.

Então os milênios se passaram, o cérebro humano aumentou de tamanho, e o "departamento executivo" do cérebro, o córtex pré-frontal, surgiu nos hominídeos. A partir disso, os humanos passaram a desenvolver melhor o foco e a concentração, bem como fazer projeções e planos mais elaborados, o que permitiu construir cidades e sociedades complexas nos últimos 5 mil anos. Enfim, vieram os tempos modernos, e as demandas atuais de produtividade incessante e estímulos constantes sobrecarregaram esses sistemas.

Na maior parte da evolução humana, o modo padrão do cérebro errante e as redes executivas do foco foram muito práticos e não geraram grandes cargas de estresse prolongado, a não ser que enfrentassem uma real situação de perigo, como diante de um predador gigante e faminto.

Se homens primitivos fossem atacados, tinham duas opções: fugir ou lutar. Não havia a alternativa "negociar". Quando ativavam o sistema de ameaça e eixo de estresse, a amígdala cerebral, aquela estrutura responsável por disparar alertas, acionava conceitos que levavam à decisão de luta ou fuga. Conceito um: "se a ameaça for menor que você, dá para lutar". Conceito dois: "se a ameaça for um tigre-dente-de-sabre, corra!". Continuamos usando esses circuitos hoje na forma de "aproximação ou afastamento" de alguma situação ou condição.

A amígdala é uma estrutura muito primitiva no cérebro. Quanto mais você a estimula, mais ela "liga" e alimenta reações de medo e raiva. O problema do homem moderno é o estresse descontrolado que vem na forma crônica e leva nossa mente errante a nos afastar do raciocínio lógico, nos "sequestrando" com ideias e percepções desproporcionais à realidade. Por isso, treinar circuitos executivos auxiliares para que atenuem os efeitos da amígdala nos torna mais emocionalmente aptos.

O "sequestro" da amígdala e o estresse reativo

Até aqui, você entendeu como sua mente alterna entre o modo errante e o modo da atenção. Agora, é hora de compreender como a amígdala cerebral pode influenciar e ser influenciada por essas duas redes. A amígdala atua como um radar emocional, modulando as redes nervosas da ameaça e da recompensa, avaliando constantemente riscos e ganhos. É ela que dispara sinais de alerta diante de uma possível ameaça e se ativa diante de recompensas desejadas. No entanto, quando a atividade da amígdala está intensificada, o estresse cresce. E mais grave: o "departamento executivo" do cérebro, responsável por refletir, ponderar e decidir com clareza, perde eficiência. Ou seja, quanto maior é o medo ou a euforia, menor é nossa capacidade de pensar com lucidez.

É por isso que treinar as redes executivas do foco e da atenção reduz o estresse ao fortalecer o raciocínio claro, impedindo que a amígdala "sequestre" a mente e alimente pensamentos distorcidos e reações impulsivas. Fortalecer a atenção é, portanto, blindar sua mente contra os excessos de construções emocionais frutos de suas crenças e seus pressupostos.

Vivemos em meio a rotinas exaustivas, à grande pressão social e com o sono atrasado; nosso cérebro vive "cansado", o que torna a mente ainda mais dispersa. A falta de um descanso adequado, combinada ao estresse crônico, piora a escassez emocional, fixando-nos em pensamentos negativos e intensificando as emoções de medo e ansiedade. Por fim, o sistema de ameaça e eixo do estresse, útil em nos ajudar a resolver problemas pontuais, se tornou uma fonte de reflexões depreciativas, catastrofizações e angústias, muitas vezes com teor desproporcional à realidade.

Segundo o neurocientista Richard Davidson, nós nos tornamos excessivamente sensíveis ao estresse e a respostas emocionais impulsivas, e isso é um sinal evidente de que a amígdala cerebral "sequestrou" os centros racionais do córtex pré-frontal. É como se nosso "sensor de perigo" assumisse o controle, deflagrando reações imediatas e impedindo que o "departamento executivo" do cérebro avalie com precisão o real perigo da ameaça. Isso dispara gatilhos emocionais intensos que nos levam a respostas impensadas e precipitadas. Por isso, a verdadeira resiliência ou capacidade de adaptação ao estresse está diretamente ligada à rapidez com que nos recuperamos desse "sequestro" da amígdala.[130] Isso tem a ver com o quão focados estamos na realidade e como estamos nos recarregando diariamente.

Como anda a relação entre o "departamento executivo" e o "sensor de perigo" dentro de seu cérebro? A gestão de sua energia tem permitido que seu córtex pré-frontal analise os alertas de sua amígdala ou você tem andado irritado, impaciente e até hostil consigo mesmo e com as pessoas mais próximas?

Já sabemos que a amígdala cerebral exerce um papel estratégico como sistema de alerta diante de riscos à sobrevivência, especialmente relacionados a medo e estresse. É ela que provoca reações instintivas, como correr com todas as forças ao se deparar com um suspeito em uma rua escura ou tomar providências diante de situações que geram ansiedade e desconforto, como evitar certas pessoas ou mudar de ambiente. No entanto, falhas na recarga do corpo, como sono precário, deficiência no direcionamento da energia e falta de foco, facilitam o "sequestro da amígdala" com reações intempestivas que impedem um pensamento coerente. Isso acontece especialmente quando o sistema de ameaça e eixo do estresse permanece emperrado no "modo on" o tempo todo, o que nos torna suscetíveis a reagir de maneira exagerada, gerando constrangimentos tanto no ambiente profissional quanto nos relacionamentos pessoais.

Foco e mindfulness: um antídoto para o estresse e a exaustão

Então, como atenuar a mente errante e se voltar para o desenvolvimento do foco a fim de reduzir o estresse? Como treinar os circuitos nervosos da atenção e perceber a realidade integral dos fatos? Nesse sentido, desconectar-se de pensamentos incessantes é a primeira condição para se conectar consigo mesmo.

Se não podemos controlar tudo em nossa vida e sabemos que o estresse nos provocará respostas emocionais indesejadas, presume-se que devamos amplificar nossa capacidade de clareza mental para fazer melhores escolhas. Na gestão da energia individual, o pilar do foco se sustenta na plenitude da mente, ou mindfulness.

Um dos principais desafios atuais é conseguir lidar com nossos próprios sentimentos sem nos arrependermos depois, sem que precisemos pedir desculpas por reações exageradas que corroem relacionamentos pessoais e profissionais ou nos arrependermos de atitudes precipitadas. O que todo mundo quer, no fundo, é ter um mínimo de controle emocional – não para fingir que está tudo bem, mas para conseguir respirar fundo antes de responder.

Reforçar os circuitos neurais que conectam a amígdala e o córtex pré-frontal é criar um espaço oportuno para um diálogo franco entre o "sensor de perigo" e o "departamento executivo" do cérebro de modo que possamos explorar nossos pressupostos e não reagir sempre da mesma forma. Essa habilidade, exclusivamente humana, é uma solução acessível e barata que está oculta dentro de cada um de nós. Basta que nos permitamos a ela. Hoje, há evidências de que é possível fortalecer os circuitos do córtex pré-frontal, principal área do cérebro responsável por conter o "sequestro" reativo da amígdala e direcionar a energia necessária para gerenciar um evento estressante.[131]

A prática de mindfulness ajuda na redução do estresse ao tonificar as conexões entre o córtex pré-frontal e a amígdala cerebral, exercendo um papel crítico no controle emocional.[132, 133] Como vimos no Capítulo 5, o sono tem um papel prioritário na regulação emocional por meio da terapia noturna do sono REM. Por outro lado, esse mecanismo terapêutico natural precisa estar aliado ao treinamento do foco diário, auxiliando a modular ainda mais a atividade elétrica da amígdala. O sono de qualidade somado à melhora do foco também previne distrações que roubam energia e aumenta a velocidade na tomada de decisões conscientes no lugar de impulsividades reativas. Sem falar nos níveis maiores de bem-estar e satisfação, que despontam quando ancorados no sistema de calma e contentamento.

Para pessoas com rotinas intensas, o mindfulness pode gerar benefícios impressionantes no controle da sobrecarga mental e emocional, aprimorando a performance pelo desenvolvimento do foco. Voluntários que nunca haviam experimentado o mindfulness embarcaram em uma jornada de oito semanas de práticas diárias e, ao serem comparados com outro grupo que nunca havia realizado a prática, deixaram evidentes diferenças no cérebro. Avaliações mostraram que dez a quinze minutos de mindfulness por dia já eram suficientes para transformar circuitos neurais, reduzindo a sensação de ansiedade. O poder da prática, mesmo em doses curtas, revelou-se capaz de reconfigurar a mente.[134]

Embora tenha raízes nas tradições orientais, o mindfulness pouco tem a ver com esvaziar a mente ou atingir um estado místico de iluminação. Isso porque o modo padrão do cérebro sempre nos conduzirá a pensamentos, emoções e sentimentos aleatórios de acordo com nosso momento de vida. O termo "mindfulness" é a tradução para o inglês do conceito budista que significa "atenção plena" e está diretamente ligado à prática da observação consciente da experiência presente, sem julgamentos.

Uma vez pressionada pelo estresse aumentado, a mente pode se tornar um entrave ao sistema de calma e contentamento. Então, aceitar que não adianta resistir ao estresse, e sim aprender a recarregar adequadamente, nos faz observar a realidade com mais receptividade, sem nos fixarmos a construções negativas ou crenças alarmistas passadas. E o mindfulness parece ser a prática mais acessível nessa direção.

Mudança no cérebro: o mindfulness comprovado

Nos últimos anos, os benefícios do mindfulness ultrapassaram a esfera pessoal e começaram a transformar o ambiente corporativo. Em um estudo pioneiro, o neurocientista Richard Davidson se uniu ao professor Jon Kabat-Zinn e ao CEO de uma startup de biotecnologia para introduzir a prática em ambientes de alta pressão e rotinas exigentes. No processo, a instrução foi que os resultados fossem avaliados após oito semanas. Os participantes demonstraram aumento significativo na atividade da região pré-frontal, assim como maiores níveis de emoções positivas e bem-estar. O mindfulness não apenas "tocou" a mente daqueles profissionais, mas também beneficiou as jornadas diárias deles, criando um espaço de serenidade e clareza mental no meio da agitação da rotina.[135]

A prática tem conquistado credibilidade entre executivos e gestores como ferramenta para melhorar a performance mental e a produtividade.

Vários locais já adaptaram essa instrução para empresários. O Google, por exemplo, implementou o programa Search Inside Yourself (Busque dentro de si mesmo, em tradução livre), que combina mindfulness e inteligência emocional e tem promovido um ambiente de trabalho mais criativo e colaborativo.[136]

A chave não está em eliminar o estresse da rotina, mas em organizá-la de acordo com o pico produtivo do cronótipo individual associado ao treinamento do foco da atenção. Quando minha paciente desabafou sobre "aquietar a mente para voltar a ter o mesmo foco de antes", ela suplicava exatamente por esse direcionamento. Estava carente de um norte para voltar a recarregar a energia física, mental e emocional. Foi o que fizemos. Regulamos o sono e a treinamos para recuperar a serenidade e a produtividade, fazendo com que reduzisse a participação da mente errante e transmutasse para um diálogo interno mais gentil consigo mesma. Ensinei-lhe práticas de mindfulness que, com o ritual do despertar matinal, restauraram a performance mental dela e a levaram a alcançar o terceiro lugar no desempenho geral da empresa já no ano seguinte. Carla renasceu para a própria performance em um curto espaço de tempo, apenas resgatando forças de caráter individual que haviam sido reprimidas pelo estresse da rotina intensa que ela tinha.

Na sociedade altamente crítica e exigente em que vivemos, é muito fácil perdermos a conexão com nossas habilidades e competências. Esquecemos quem éramos e como chegamos até aqui. O poder de reencontrar quem você era está aí, dentro de você. A chave está em revisitar a maneira como está se recarregando. Se, um dia, você já dormiu bem ou produziu em alta performance e por alguma razão perdeu isso, é preciso recuperar essa força. Se você acredita que ainda está com bom desempenho, mas à beira da exaustão ou vivendo no assombro de altos níveis de estresse, a mesma premissa é válida. Passe a dedicar alguns instantes para o mindfulness e se permita ter mais clareza mental para identificar os drenos que estão exaurindo suas reservas energéticas e quais fatores impedem essa recarga.

Algumas pessoas acabam se perdendo nas profundezas de uma mente excessivamente errante e distraída, o que torna a vida mais ansiosa. Jon Kabat-Zinn compara a mente a um rádio que nunca desliga, que está sempre tocando músicas, comerciais e notícias, mesmo que você não tenha escolhido a programação. A prática de mindfulness é como aprender a sintonizar esse rádio. Embora não possamos desligar a mente errante, podemos aprender a observar nossos pensamentos, nossas emoções e nossos sentimentos com uma atitude não obsessiva, sem nos fixarmos a eles. Nas palavras de Kabat-Zinn, o mindfulness é "prestar atenção no momento presente com gentileza, abertura e sem julgamentos".[137]

Para avaliar os benefícios do desenvolvimento do foco, Sara Lazar e colaboradores da Universidade de Harvard mediram o cérebro de pessoas que praticavam mindfulness e compararam com o de pessoas não adeptas da prática. Com isso, descobriram que algumas áreas pontuais do cérebro, ligadas à interação entre a cognição e a emoção, bem como outras com funções sensoriais como visão e audição, haviam aumentado fisicamente de tamanho com a prática. Treinar circuitos neurais específicos, de modo consistente, tem o poder de amplificar as funções neurais relacionadas. Finalmente, há uma evidência de que exercícios mentais mudam estados mentais.[138]

Outro achado especialmente desconcertante envolve o envelhecimento do cérebro. À medida que os anos passam, a massa cinzenta cerebral diminui, sobretudo no córtex pré-frontal, que é a região vital para nossas funções cognitivas mais elevadas. O mais curioso e preocupante é que essa mesma área também é bastante afetada pela perda da qualidade do sono profundo com o avançar da idade.[139] E o sono profundo é essencial para processar e consolidar memórias.

Isso significa que, com o envelhecimento, enfrentamos um golpe duplo: de um lado, dormimos pior, o que já prejudica a memória; do outro, perdemos massa cerebral exatamente na região responsável pelo raciocínio lógico. Esse cenário acende um alerta. Na era moderna, a longevidade está aumentando, e dois dos maiores temores das pessoas são a perda de memória e o risco crescente da demência precoce.

Preservando o cérebro contra o envelhecimento

Nesse sentido, os avanços da ciência nos trazem uma das principais forças motrizes da humanidade: a esperança. No estudo citado anteriormente,

Lazar e colaboradores trouxeram mais uma dose de otimismo ao revelar algo surpreendente com base em imagens de ressonância magnética do cérebro. Os participantes que praticaram mindfulness ao longo da vida pareciam exibir maior espessura de massa cinzenta justamente no córtex pré-frontal. Praticantes de mindfulness com 50 anos apresentaram espessura de massa cinzenta equivalente a indivíduos de 25 anos, o que sugere que a prática pode retardar o envelhecimento do departamento executivo do cérebro, preservando as funções de memória e raciocínio.[140]

Portanto, da mesma maneira que nos dedicamos a exercícios físicos para evitar a perda de massa muscular e preservar a saúde, devemos treinar o cérebro para prevenir o envelhecimento precoce dele. Ler, escrever, dormir bem e praticar mindfulness, por exemplo, são exercícios mentais obrigatórios nesse sentido. Como você tem cuidado da saúde de seu cérebro?

Você não é suas emoções

Chegamos, então, a uma pergunta importante: como manter o controle quando a mente insiste em reagir com estresse e ansiedade? É justamente no exercício da atenção plena que aprendemos a distinguir o que sentimos daquilo que somos. A raiva, a ansiedade e a tristeza, por exemplo, são respostas momentâneas, não definições de nossa identidade.

Por isso, evite incorporar as oscilações emocionais como se você fosse parte delas. Sentir raiva é normal em muitas situações, mas você não é essa raiva, apenas a sente, assim como também sente alegria. A sabedoria oriental diz que "a água pode estar adocicada com açúcar ou envenenada com cianureto, mas a água continua sendo água". Não somos nossas emoções, apenas as sentimos. Portanto, fixar-se a elas é uma falha na matrix da mente errante moderna.

A era da distração e a necessidade de lucidez

No mundo hiperconectado em que vivemos, o piloto automático do cérebro é acionado o tempo todo por constantes interrupções, distrações e multitarefas que nos cercam. Corremos sem parar atrás de listas intermináveis de demandas, sendo bombardeados por notificações digitais que desviam nossa atenção. Esse turbilhão suga nossa energia e torna vital treinar o cérebro no foco do presente para filtrar os estímulos recebidos.

A chave não está em eliminar o estresse da rotina, mas em organizá-la de acordo com o pico produtivo do cronótipo individual associado ao treinamento do foco da atenção.

Dormir é um ato revolucionário
@cesargrunn

É muito importante termos lucidez para perceber as armadilhas camufladas na rotina, pois esse é o primeiro passo para evitá-las. Desacelerar para recarregar não é sinal de fraqueza, e sim um gesto estratégico de quem quer manter a performance sem perder a sanidade. Treinar o foco é recuperar a conexão da própria mente e, portanto, da própria vida. Desconectar-se para se conectar é, talvez, o mais urgente de nossos recomeços.

CAPÍTULO

10

MINDFULNESS EM AÇÃO: O PODER DO MOMENTO

"Onde quer que você esteja, esteja presente."

Filosofia Zen

Em palestras, quando pergunto o que é mindfulness, as pessoas costumam levantar a mão e responder: "meditação". Mindfulness, ou atenção plena, é a capacidade de estar completamente presente na experiência atual, com intenção e sem julgamento, então é de fato uma forma de meditação, mas não podemos confundir com "esvaziar a mente" ou a possibilidade de atingir um estado místico de iluminação por meio dela. Embora meditar seja um equivalente de mindfulness, não devemos levar ao pé da letra. É tudo muito mais simples do que isso.

Nosso passado é parte de nossa história e importante como experiência de vida, mas, se nos fixarmos demais a ele, seremos menos felizes, afinal não é raro julgar que fomos muito felizes lá atrás e agora não somos mais ou lamentar acontecimentos que não fomos capazes de controlar. São cicatrizes de traumas sofridos que assombram o presente e, com frequência, inibem o bem-estar. Todos nós carregamos a escassez emocional, isso faz parte da humanidade compartilhada. Mas o passado deve representar aprendizado – e só.

O mesmo raciocínio vale para o futuro. Sonhar acordado com um futuro próspero ou fazer planos para tal faz parte da natureza inteligente do cérebro, porém fixar-se a essas construções faz a mente divagar mais e agir menos. Igualmente, você será menos feliz enquanto viver de expectativas que não se confirmam. Portanto, prefira elaborar metas e construir seu futuro no momento presente, priorizando as ações mais importantes para alcançar o que deseja.

Viver na roda do "passado que me condena" e do "futuro que não vem" é a certeza de menor satisfação com a vida. O tempo é uma dimensão que não aceita variáveis: o passado acabou de ser, e o futuro já começou. Você só pode estar, em tese, no momento presente. Então, ignorar isso faz você perder, "em tempo real", a vida. Não se fixe a experiências, pensamentos ou sentimentos. Viva seu agora.

Para que isso seja possível, as práticas de mindfulness ajudam a treinar uma mente congestionada na direção do desenvolvimento do foco. Permita-se experimentar o silêncio intencional e construa um espaço entre sua mente errante e os estímulos do ambiente, que é onde estão a serenidade e a clareza mental. Isso é plenitude da mente, ou mindfulness.

Permita-me ser mais direto. O objetivo do mindfulness é fazer você prestar atenção no momento presente, nas experiências, nos pensamentos e nas sensações de modo intencional e sem qualquer julgamento. Quantas vezes você se percebe no "automático" e nem se dá conta do que acabou de viver? Caminha pela calçada até seu destino e, ao chegar, não se lembra do que viu pelo caminho. No almoço, preso em deliberações mentais, quase não desfruta do gosto da comida. Isso é exatamente o oposto de mindfulness, pois você simplesmente não estava presente em nenhuma dessas situações. Que tal começar a rever esses breves momentos do dia a dia?

Perante rotinas exigentes e demandas digitais intermináveis, a gestão da energia pelo treinamento do foco reduz o estresse dos estímulos constantes. O cérebro passa a selecionar prioridades e reforçar os circuitos do controle emocional e do raciocínio, condicionando-se a um maior poder de resiliência.

O problema é que as pessoas acabam fazendo justamente o contrário e optam por lutar contra o estresse ou edificar estratégias para contê-lo, o que é um enorme desperdício de energia, tendo em vista que cargas estressoras de maior e menor intensidade sempre nos acertarão como meteoros aleatórios se chocando a planetas. A solução é saber se recarregar de dentro para fora, com um sono de qualidade e o exercício do foco.

Vivemos no desequilíbrio, e a realidade sempre pode desestabilizar nossos planos, por isso estar atento é a melhor das estratégias. Quando o boxeador Tyrell Biggs alegou que tinha um plano para derrotar Myke Tyson, este retrucou: "Todo mundo tem planos, até levar o primeiro soco".[141] Na vida, somos como corpos celestes no espaço: asteroides e cometas passam o tempo todo a velocidades exorbitantes por nós. Inevitavelmente, muitos virão até nós; alguns suaves como pingos de garoa, outros violentos como murros no queixo. Não há como controlar estímulos emocionais de cônjuges, colegas, chefes, mercados ou governos, mas estar verdadeiramente atento a isso é a chave mestra que abre todas as portas.

Não treinaremos o foco por meio de técnicas complexas ou que exijam grande esforço, porque a essência do mindfulness está na prática com consistência. Da mesma maneira que você não pratica exercícios físicos apenas para se tornar um atleta profissional, e sim para colher os benefícios que eles oferecem, o treino do cérebro deve seguir o mesmo princípio.

As práticas informais

Uma maneira de iniciar esse percurso de adaptação à atenção plena é realizar algumas ações simples, chamadas de práticas informais, que incorporam o mindfulness nas atividades diárias. Você só precisa estar disponível para começar. Eleja alguns momentos do dia para permanecer concentrado em tarefas corriqueiras, como dirigir até o trabalho, tomar uma xícara de café olhando a vista da janela ou tomar banho. O objetivo é permanecer atento aos detalhes da experiência, sem pressa e evitando distrações provenientes de smartphones e pensamentos aleatórios. No lugar de se render à mente errante enquanto faz tarefas automáticas, busque observar os detalhes envolvidos.

Por exemplo, caminhe pela calçada completamente focado na experiência. Conecte-se aos odores, aos estímulos visuais, aos ruídos e a outros detalhes do ambiente, como as curvas arquitetônicas dos prédios, a textura do pavimento e os diferentes tipos de folhas das árvores. Não pense no que você está indo fazer ou no que deixou de fazer. Pelo menos nesse momento, crie um espaço de calma e contentamento em sua mente errante.

Deixe-me fazer um paralelo. Em um ensolarado fim de semana, você vai com sua família ou seus amigos para uma fazenda ou um parque. Lá, totalmente desconectado do mundo exterior, você sente profundo bem-estar ao observar os pássaros e as árvores, sentir o vento beijar sua face e os perfumes do campo. Você está aproveitando esse momento na íntegra e totalmente presente. Mesmo sem saber, está fazendo uma prática informal de mindfulness. Agora, seu desafio é trazer momentos como esse para sua rotina diária.

Imagine-se então dirigindo de volta para casa totalmente focado no movimento das pessoas na rua, nos detalhes do entorno, sem pensar em nada, apenas observando. Enquanto desfruta da experiência, percebe detalhes pela primeira vez naquele trajeto. Você está fora do piloto automático da mente errante. Por breves momentos, evita o pensamento de que precisa passar na padaria, do relatório que deve ser enviado ou da demanda de seu gerente. Nesse momento, você não tem como resolver nada disso, porque está dentro de seu carro. Desfrute.

Como um ímã, sua mente errante vai tentar atrair você para novas autorreflexões, talvez revivendo alguma emoção antiga ou fomentando um plano futuro. Lembre-se: você elegeu esse momento para sua prática informal de mindfulness, então apenas observe o que a mente oferece, sem qualquer julgamento e, gentilmente, traga sua atenção de volta ao rosto das pessoas na calçada, à maneira como estão vestidas ou simplesmente observe as nuvens no céu. Essa é uma prática poderosíssima para reduzir o estresse. Insista nela. Seja como uma criança aprendendo a andar: escolha alguns momentos do dia para observar o que acontece à sua volta ao vivo e em cores. Dedique-se aos detalhes do momento em formas, sons e odores.

Coloque em sua agenda uma prática informal para todos os dias durante um mês. Pergunte-se qual é o melhor momento de realizá-la: se durante o intervalo do almoço ou no caminho de volta para casa, por exemplo. Todos os dias, invista vinte ou trinta minutos nisso. Desconecte seu piloto automático e conecte-se a alguma experiência por completo. Se sua mente for muito inquieta e vagante, talvez você precise de um pouco mais de treino. Utilize seu celular a seu favor e baixe um aplicativo que ajude a lembrar de praticar esse exercício.

Logo, você perceberá que alguns circuitos neurais de seu cérebro vão começar a se familiarizar com essa iniciativa, e seu bem-estar vai aumentar enquanto estiver nela. Com o tempo, você passará a praticá-la espontaneamente em vários momentos, o que será ótimo para sua saúde mental e emocional. Nessa prática informal, seu celular não estará no alvo de sua retina nem haverá uma enxurrada de pensamentos estimulando você. Esse é o início do desenvolvimento do foco.

O silêncio intencional

Após algum tempo trabalhando seu cérebro com práticas informais, eu gostaria de incentivar você a ser levemente mais ousado. Todos os dias, ao acordar, você já pratica dois minutos de silêncio intencional, certo? Que tal incorporar isso também em seu ritual de relaxamento antes de dormir?

O cérebro adora rituais porque funciona por condicionamento e associações. Você já realiza diversos rituais em sua rotina, mesmo sem perceber. Por exemplo, se quando chega no escritório pega um café e leva para sua estação de trabalho, esse é um ritual que condiciona o cérebro a associar aquela ação com trabalho e rendimento. Se todos os sábados pela manhã você se levanta, come uma fruta e pega o jornal, associa isso a lazer e relaxamento. O cérebro é adepto de movimentos estereotipados, por isso não é à toa que hábitos enraizados são tão poderosos.

Conheço muitas pessoas que se entregam a algum hobby relaxante quando o alarme avisa que falta uma hora para ir dormir. Elas dão sequência a uma pintura a óleo, fazem a leitura do dia, ouvem um podcast interessante ou alguma música relaxante. Seja qual for a atividade, ela deve ser um ritual tranquilizante, nada agitado nem estimulante. Evite qualquer tipo de tela nesse intervalo. Que tal incorporar o silêncio intencional em seu ritual de relaxamento?

Você já tentou ficar em silêncio por cinco minutos? Não naquele silêncio passivo, mas o intencional, consciente, presente. Já se perguntou por que é tão desafiador parar e ficar em silêncio consigo mesmo? O que há no silêncio intencional que assusta tanto a ponto de ser mascarado por frases como "isso não é para mim" ou "não tenho paciência para meditar"? Não é porque falta tempo.

É porque, quando silenciamos o mundo, tudo dentro de nós começa a gritar. Pensamentos que evitamos, lembranças esquecidas, emoções desconfortáveis, impulsos, medos, traumas, desejos, angústias... muito do que não desejamos sobe à superfície como lama que repousava no fundo. Estamos treinados na ilusão de nos distrair com urgências externas. E sabe o que é mais assustador? Muitos não suportam a própria companhia. Fogem para fora porque têm medo do que podem encontrar. Mas é justamente aí que está o poder.

O silêncio intencional não é ausência, é o início da presença. É o portal para a clareza. Se você tiver coragem de sustentar esse desconforto, mesmo que por poucos minutos ao dia, vai perceber algo extraordinário: seu estresse começa a diminuir, sua atenção se refina, sua segurança na tomada de decisão se fortalece. A pergunta é: você está disposto a encarar o ruído interno para descobrir o que existe além dele? Vá adiante. Insira uma pitada de silêncio intencional em seu ritual antes de dormir, para começar a dar mais espaço ao sistema de calma e contentamento.

Reserve inicialmente quinze, depois vinte e, mais adiante, talvez trinta minutos para a prática do silêncio intencional em um local calmo onde possa ficar sozinho. Não tenha pressa em aumentar esse tempo.

Primeiro, sente-se confortavelmente. Comece mantendo o foco em sua respiração e vá reduzindo o ritmo dela até um ponto confortável. Chamamos isso de respiração controlada. Mantenha-se atento prestando atenção em seus movimentos respiratórios de inspiração e expiração. Perceba as manifestações de seu corpo, como ruídos no estômago, arrepios, formigamentos, o ritmo dos batimentos cardíacos ou qualquer sensação física. Exercite uma conexão maior com seu corpo, fortalecendo os circuitos sensitivos. Sinta o que seu corpo tem a dizer. Observe também ruídos do ambiente, odores e outros estímulos. O aumento da autoconsciência perceptiva, tanto nas sensações físicas quanto no ambiente, ajuda a desenvolver um foco mais refinado.[142]

Sempre que se distrair com pensamentos intrusos, retorne o foco para a respiração e use-a como âncora para sustentar a concentração em seu corpo e no entorno. Lembre-se: a respiração é para onde você deve voltar quando se distrair com pensamentos e sentimentos. Durante toda a prática do silêncio intencional, continue trabalhando a respiração controlada pela inspiração e pela expiração, experimentando as sensações físicas associadas. O modo errante da mente vai continuar tentando seduzir você com pensamentos aleatórios. Tudo bem, isso faz parte. Às vezes, um pensamento vai trazer alguma emoção e vice-versa, o que pode fazer você revisitar alguma situação específica. Se acontecer, evite se fixar a sentimentos, momentos ou condições, mesmo contra sua vontade. Caso sinta uma emoção, apenas tente identificá-la e nomeá-la, mas sem se fixar a ela, deixando-a ir embora em seguida.

Em geral, o medo causa apreensão, aceleração dos batimentos cardíacos, respiração ofegante, arrepios e tensão muscular. A raiva aumenta a temperatura do corpo e tensiona a expressão facial. A alegria provoca euforia, desejo de sorrir e um torpor agradável. Guiado por qualquer uma dessas emoções é impossível sustentar o foco ou dormir bem, pois todas provocam modificações físicas e mentais que aceleram o metabolismo. Por isso, você não deve se fixar a elas. Após identificar e nomear a emoção envolvida, deixe-a ir e volte o foco para sua âncora, que é sua respiração. Mantenha sempre um ritmo respiratório lento, experimente as sensações de seu corpo e os estímulos atuais do ambiente.

Ao alcançar isso, você está praticando mindfulness. Parabéns! Está concedendo a si mesmo um espaço precioso, um intervalo sutil no interior da mente errante. Entenda o valor desse espaço, já que é nele que os circuitos do foco se desenvolvem e a inteligência emocional se expande. Não espere resultados do dia para a noite. Mindfulness é como ir à academia: é preciso consistência até que os resultados apareçam. E é por isso que você está aqui, porque não foi feito para permanecer o mesmo durante toda a vida. Afinal, tudo o que você deseja para sua vida no futuro não pode ser conquistado pela pessoa que você é agora. A autoconsciência a partir do silêncio intencional pode mostrar caminhos valiosos.

Com o tempo, a prática recorrente de mindfulness permite que você enfrente situações estressantes da rotina com mais naturalidade e fluidez comportamental, acessando, de modo quase imperceptível, um espaço interno de serenidade mesmo em meio à pressão. É nesse breve intervalo de consciência que nasce a resposta mais lúcida, livre de crenças e com mais presença.

A prática da compaixão

De acordo com Daniel Goleman, um dos principais elementos da inteligência emocional é a empatia.[143] Sem dúvida, isso constitui uma das *soft skills*, ou habilidades comportamentais, mais requisitadas e necessárias no mercado de trabalho atual. Empatia é o que conecta, acalma e humaniza. No trabalho, ela evita atritos; na vida pessoal, constrói pontes.

Saber se colocar no lugar do outro é muito mais do que uma gentileza; é ter a competência de interpretar a linguagem não verbal dos sentimentos. O que um interlocutor quer dizer quando usa determinado tom de voz, expressão corporal ou o código por trás de um olhar pode fazer toda a diferença na condução de um negócio ou de um casamento. Empresas em que há carência dessa competência sofrem com equipes menos cooperativas e eficientes. Não há relações produtivas sólidas sem a capacidade de entender o que as pessoas expressam – às vezes, até em completo silêncio.[144]

Como humanos, só conseguimos exercer a empatia com sutileza depois de entender nossos próprios sentimentos. A verdade é que a falta da autopercepção emocional – capacidade de entender as próprias emoções – é a grande causa de conflitos e desalinhamentos não apenas no ambiente profissional, mas também nas relações pessoais e familiares. As pessoas perderam a habilidade de reconhecer o que o outro sente, pois não compreendem bem a si mesmas. Esse se tornou um grande problema moderno.

Identificar a linguagem não verbal nos outros é uma habilidade social essencial e primitiva do ser humano. Muito antes da linguagem falada, nossos ancestrais hominídeos se comunicavam através de expressões faciais, sinais e gestos corporais. Hoje, as falhas de comunicação entre as pessoas são causadas sobretudo por cansaço, falta de foco no outro e distrações digitais. Mais uma vez, o problema tem origem no alicerce da saúde mental e emocional: o sono.

Experimentos foram claros em admitir que, sem um sono de qualidade, nos tornamos surpreendentemente ineficazes em captar expressões emocionais não verbais de outras pessoas, e isso nos faz menos empáticos e compreensivos.[145] Falhas na capacidade de identificar nojo, raiva, medo, tristeza, alegria, surpresa e desprezo em rostos alheios aumentam substancialmente quando estamos privados de sono.[146] Em outras palavras, quem dorme mal sente menos, compreende pior e se relaciona com mais dificuldade.

Antes de tudo, então, é necessário ajustar uma base sólida de sono para desenvolver o autocontrole emocional e a capacidade de comunicação não verbal. Feito isso, o refinamento do foco com a prática da compaixão pode potencializar áreas do cérebro associadas à empatia e à escuta ativa.[147]

Mas a empatia sozinha não basta. Sim, é importante saber se colocar no lugar do outro, sentir a dor, imaginar a angústia, perceber o sofrimento alheio como se fosse seu. E depois? Sentir, se emocionar, se comover e não fazer nada com isso também é um ruído de comunicação humana. Empatia sem ação não serve para muita coisa; é como enxergar alguém afundando e dizer "consigo imaginar como deve estar difícil". É aí que entra a compaixão.

A compaixão é a empatia em movimento. É quando o sentir se transforma em cuidado prático, em decisão consciente de aliviar a dor, seja com uma palavra, uma atitude ou uma presença real. A empatia sem compaixão pode até parecer bonita, mas é estéril, não gera transformação, não toca, não muda nada. Compaixão é quando o coração não só sente, mas também escolhe agir. O mundo está cheio de gente que só sente. Falta gente que se importa a ponto de se mover. A compaixão no trabalho gera progresso; no casamento, é sinônimo de conexão profunda.

Contudo, temos um pequeno problema aqui. Pelos mesmos princípios da empatia, só é possível desenvolver a compaixão com maestria se houver a autocompaixão. Pessoas que se autodepreciam ou têm pensamentos negativos em relação a si mesmas, com afirmações do tipo "sou péssimo nisso", "como pude ser tão estúpido naquilo?" ou "nunca vou conseguir mudar", têm grande dificuldade em exercer a compaixão pelos outros. A ausência de autocompaixão cria um terreno fértil para a escassez emocional. Quando nos tratamos com dureza, exigência ou culpa excessiva, ficamos sem espaço para acolhimento e indisponíveis para os outros. Se alguém não consegue elevar a si mesmo, a quem vai ajudar com eficiência? Pode até ser bom em sentir e sofrer com os outros, mas é limitado em tomar atitudes reais. Empatia sem compaixão é desperdício de energia emocional.

A autocompaixão facilita que compreendamos melhor a nós mesmos em nossos erros e acertos. Não somos tão brilhantes quando acertamos nem tão idiotas quando erramos. Tudo são construções mentais, às vezes exageradas e perigosas. Quando você acha que é mais genial ou imbecil do que realmente é, o resultado é sempre o mesmo: frustração. Por isso, para desenvolver autocompaixão é interessante se voltar para o princípio da humanidade compartilhada, isto é, de que somos iguais em nossos medos, anseios, dores e alegrias. Reconhecer essa característica humana universal nos permite a autocompaixão, que é a excelência de sermos mais gentis conosco mesmos e evitar autocríticas exageradas ou vitimizações depreciativas. Autocompaixão é o primeiro movimento para exercer a compaixão pelos outros. Lembre-se da premissa de segurança na aviação: coloque a máscara de oxigênio em você primeiro, para depois ajudar os demais.

O senso de humanidade compartilhada reforça que somos responsáveis por nossos caminhos e por tudo o que acontece em nossa vida. Nesse sentido, ser gentil consigo mesmo diante de erros ou falhas significa reconhecer que todos estamos no mesmo barco e cometendo os mesmos erros, mas de maneiras diferentes. Trate-se melhor!

Quando acalmamos nossa dor, também permitimos a modulação da escassez emocional pelas redes de regulação nervosa, o que libera neuromoduladores de bem-estar e alívio da tensão. Um estado de espírito mais elevado contribui para maiores níveis de empatia e compaixão pelos outros, fortalecendo laços sociais, profissionais e pessoais.

Em mindfulness, um exercício chamado prática da compaixão é uma das facetas mais transformadoras. É um poderoso atalho para o autoconhecimento e uma ferramenta excepcional para entender melhor as emoções dos outros e se tornar proativo.[148] Utilize a prática descrita a seguir durante ou depois do silêncio intencional em seu ritual de relaxamento.

Para executar essa atividade, concentre seu foco na respiração controlada por alguns minutos e se mantenha presente. Pense em uma pessoa que você ama profundamente e com quem tem uma ótima relação. Visualize-a e deseje que ela seja feliz, realizada e saudável na vida pessoal e profissional, que tenha segurança e tranquilidade na jornada, encontrando em si as forças individuais necessárias para lidar com a escassez emocional e as dificuldades, que consiga rever comportamentos, crenças e padrões que a limitam, para que viva com mais serenidade, bem-estar e satisfação com a vida.

Continue a prática, agora trazendo você mesmo à mente, e repita a mesma sequência. Deseje para si mesmo felicidade e saúde na vida pessoal e profissional, que encontre segurança e tranquilidade na jornada, reunindo as forças necessárias para lidar com suas dores e tristezas. Que consiga enxergar seus comportamentos, suas crenças e seus padrões prejudiciais, que você viva com mais serenidade, bem-estar e satisfação com a vida. Por último, traga à mente uma terceira pessoa, de identidade neutra, que pode ser um colega de trabalho, um vizinho ou alguém que você conheça. Repita o processo.

Com o tempo, a prática da compaixão inserida no ritual de relaxamento nos recompensa com a expansão da consciência, porque é muito mais do que apenas cultivar gentileza conosco; é aprender a nos relacionarmos com os outros por duas vias poderosas: a comunicação não verbal e a escuta ativa. O desenvolvimento do foco na compaixão nos mantém atentos em nossos relacionamentos e permite que lidemos com mais lucidez e menos reatividade com nossos próprios pensamentos. Por meio de atenção plena ou mindfulness, a mente de natureza errante se torna mais nítida a nossa percepção, e isso acontece não para controlar os pensamentos à força, e sim para que possamos observá-los sem nos afogarmos neles.

Metapensamento: o domínio da mente antes dela

Com as práticas do mindfulness, nasce o metapensamento, que é a habilidade de pensar nos próprios pensamentos. "Meta" significa além ou para além de, então metapensamento é a reflexão além dos pensamentos convencionais. Em uma das músicas mais empolgantes do pop rock, a banda Spy vs Spy canta: "A realidade é uma questão de clareza mental". Pensar no que se pensa é uma tentativa de domínio da mente antes que ela domine uma ação.

Em vez de julgarmos com crítica excessiva, nos acolhemos, reconhecemos, respiramos e gentilmente pensamos sobre o que a mente nos entrega para então decidirmos o melhor que podemos fazer no momento. Quanto mais cultivamos o metapensamento, mais habilidades sociais conquistamos em um ciclo consistente de atenção, consciência e compaixão. Pense a respeito de seus pensamentos. Avalie se eles estão lhe dizendo a realidade dos fatos ou se estão abertamente induzindo você em suas crenças.

Nossos comportamentos e nossas decisões são resultados de conceitos que construímos ao longo da vida e utilizamos sempre que novas situações aparecem. Nosso cérebro faz previsões do que pode acontecer e usa esses conceitos prontos para reagir a essas previsões. Volto a afirmar: tudo é questão de energia, e agir por conceitos prontos onde a mente só precisa comparar um evento ao que ela já tem armazenado gasta muito menos energia do que elaborar um raciocínio inteiro.

E saiba, de uma vez por todas, que a maioria das atitudes que você toma é baseada nesse "livre-arbítrio" de conceitos que habita em você e que não é tão "livre" assim. Por isso, aplique o metapensamento como um filtro apenas em situações delicadas, porque ele é oneroso e custa caro ao "departamento executivo" do cérebro. Ninguém disse que é simples saber se você está mentindo para si mesmo, mas exercitar o metapensamento dá uma chance de descobrir.

Grandes líderes e gestores exercitam, na íntegra, o metapensamento. Essa competência os torna habilidosos em observar amplamente a realidade, considerando todas as alternativas possíveis ao tomar uma decisão, o que reduz as chances de erro. Dados claros mostram que, a partir do exercício frequente do foco, os circuitos neurais do cérebro mudam fisicamente, aprimorando a percepção da realidade.[149] Nesse sentido, a habilidade de pensar no que pensamos é única em nos possibilitar questionar crenças enraizadas e revisar pressupostos antigos, eliminando do dicionário pessoal a ideia de "certeza absoluta" ou "convicção crônica".

Por exemplo, alguém pode ter uma crença limitante de que investir no mercado imobiliário é sinônimo de perda de patrimônio porque viu a família perder a maioria das reservas financeiras nesse tipo de investimento. Acontece que muita gente ganha bastante dinheiro nesse mercado, e talvez a família dessa pessoa tenha investido em imóveis inadequados ou na localização errada. Simplesmente carregar a vida toda a certeza de que imóveis são um péssimo investimento pode fazê-la perder grandes oportunidades na vida.

Pensar sobre os pensamentos sem julgá-los com excessiva crítica, e sim com abertura e curiosidade, é essencial para discernir se eles realmente correspondem à realidade ou se são "ideias fixas" que podem induzir ao erro. Quantas pessoas você conhece que são inflexíveis em relação a certos assuntos, estilos de vida ou opiniões? Ideias fixas são exatamente o oposto de metapensamento. Crenças e certezas distorcem a realidade através das barreiras que nos erguem. É a velha história dos óculos. Se você usar óculos de lentes cinza, somente enxergará o mundo cinza. Mesmo que digam que existem outras cores, você será incapaz de vê-las. As sábias palavras atribuídas a Josh Billings ilustram perfeitamente esse problema: "não é o que você sabe que pode lhe trazer problemas, e sim o que você tem certeza, mas está errado". A maioria daquilo que sabemos está fundamentada no que "achamos", e morrer equivocado, além de uma lástima, é um desperdício de neurônios. Tire seus óculos, questione seus filtros e desenvolva um foco refinado na direção do metapensamento.

É natural que o exercício de observar os próprios pensamentos seja bastante teórico e talvez difícil de aplicar quando mais precisamos, mas a prática frequente do metapensamento pode facilitar o processo e está, sim, presente em vidas muito bem-sucedidas. Não sou eu quem afirma isso. Praticantes consagrados de mindfulness, como Bill Gates[150] e Marc Benioff,[151] utilizam a prática para aumentar a produtividade e o foco, reduzindo o estresse. Ray Dalio,[152] fundador da Bridgewater Associates, uma das maiores gestoras de fundos do mundo, usa a ferramenta para a clareza mental e a tomada de decisões. Celebridades como Oprah Winfrey[153] e Sheryl Crow[154] são grandes entusiastas de mindfulness. Eu poderia continuar citando outros expoentes que treinam a mente com a mesma dedicação que treinam o corpo, mas quero saber de você: o que você está esperando?

Mindfulness para adormecer: como acalmar o corpo e a mente já na cama

O mindfulness é uma prática aplicável em várias situações do cotidiano. Você pode usá-la como um exercício de três minutos de respiração controlada antes de entrar em um compromisso, como uma reunião importante ou uma apresentação em público, para reduzir a tensão. Pode usá-la como uma prática informal quando anda na rua, como já vimos. Também pode aplicá-la para um dos maiores desafios da atualidade: o sono. Em um mundo acelerado, com mentes saturadas de estímulos e pensamentos incessantes, encontrar a serenidade necessária para adormecer se tornou um verdadeiro obstáculo. A boa notícia é que a atenção plena vem se destacando como uma ferramenta poderosa para lidar com a insônia.

Embora ainda não haja dados conclusivos que comprovem uma melhora direta do sono apenas com mindfulness, a terapia comportamental cognitiva para insônia (TCC-I) frequentemente o recomenda.[155] O motivo é claro: a neurociência já sabe que técnicas para desenvolvimento da atenção plena são capazes de reduzir o estresse e a ansiedade – justamente os grandes vilões dos problemas para dormir.[156, 157]

Pensando nisso, compartilho com você duas práticas complementares para serem empregadas já na cama quando há dificuldade para pegar no sono ou muitos episódios de despertar no meio da noite com dificuldade para voltar a dormir. Reforço que essas práticas não substituem a necessidade de uma avaliação da medicina do sono; afinal, se você está há muito tempo com problemas para dormir, mesmo se dando a oportunidade adequada, é indispensável procurar um especialista para investigar a fundo se há mais questões médicas envolvidas nessa dificuldade.

Sabemos que a latência do sono, ou o tempo que levamos para adormecer, deve ser de dez a vinte minutos. Quando esse tempo se alonga, é recomendável se levantar da cama para realizar alguma atividade relaxante até que sinta um pouco de sono. Eu recomendo que você volte para o silêncio do ritual de relaxamento que desenvolvemos.

Quando você vai para a cama, o ideal é ir com sono, para dormir sem entremeios. No intercurso da latência do sono ou caso você acorde no meio da noite, pode utilizar dois métodos que sugiro a seguir, com o objetivo de suavizar pensamentos opressores ou excessivos que tomam a mente de assalto, aceleram o metabolismo e dificultam o adormecer. São práticas de mindfulness que visam a um relaxamento mais profundo para a indução do sono na cama.

1. Varredura corporal (*body scan*)

O primeiro é um exercício de relaxamento muscular progressivo para induzir o sono, conhecido como *body scan* (varredura corporal, em tradução livre). O objetivo é reduzir a tensão física e mental para adormecer.

Deite-se em silêncio intencional e se concentre em sua respiração. Preste atenção no ar entrando e saindo cada vez mais lentamente de seu peito. Observe a sensação do vai e vem dos movimentos respiratórios. Concentre-se com foco nesses movimentos por um ou dois minutos, a fim de evitar se fixar em pensamentos. Então, leve sua atenção para diferentes grupos musculares de seu corpo, começando pelos pés e subindo até a cabeça.

Concentre a atenção em seus pés, contraia-os levemente e deixe que relaxem sentindo-os pesar sobre o colchão. Depois, sinta os músculos da panturrilha levemente contraídos e relaxe-os. Em seguida, sinta a musculatura das coxas liberando a tensão sobre a cama. Sinta o contato de suas pernas e seus pés com o lençol macio. Então, leve sua atenção para os quadris e as nádegas e sinta a tensão muscular se dissipar sobre a cama. A mesma coisa com os músculos das costas na região lombar e no tórax; observe-os relaxarem. Se estiverem tensos, solte-os calmamente.

Volte sua atenção para seus braços e solte-os completamente, para que pesem sobre a cama. Suba para seus ombros e libere toda a tensão acumulada do dia. Sinta, então, sua musculatura cervical relaxando, solte bem seus ombros e seu pescoço e sinta sua cabeça repousando confortavelmente sobre o travesseiro. Desfranza sua testa, solte sua mandíbula, desencoste seus dentes e sinta um relaxamento profundo tomando você por completo.

Toda vez que pensamentos insistirem em participar, volte o foco para seus movimentos respiratórios e repita o método de escaneamento ou varredura corporal, reiniciando pelos pés. Durma bem.

2. Relaxamento por imagens

O segundo exercício também tem o intuito de desviar a velocidade da mente para uma respiração mais lenta. Trata-se do relaxamento por imagens, que pode ser realizado na cama após o primeiro ou independentemente. Certa vez, recomendei-o a um paciente, que disse: "É aquele de contar ovelhinhas pulando a cerca?". Sim. Esse mesmo! Mas um pouco mais interessante!

Novamente, o foco na respiração consciente deve iniciar o processo por um minuto. Em seguida, visualize um lugar seguro e tranquilo, que traga paz. Pode ser um local que você já conhece, como seu quintal ou um cenário aconchegante, mas também pode ser um lugar totalmente imaginário, como uma praia, uma floresta ou um campo aberto. Concentre-se nos detalhes desse ambiente: a cor do céu, o som do vento, a forma das plantas, a temperatura do ar.

Agora, imagine uma figura compassiva, alguém que você considere bondoso, sábio e compreensivo. Pode ser uma pessoa real que o queira bem, uma figura espiritual ou até mesmo seu pet. Visualize! Sinta a presença dessa figura agradável perto de você. Imagine-a irradiando calma, segurança e calor em sua direção. Sinta-se completamente acolhido e seguro por ela. Você está fazendo seu melhor e sabe que tudo ficará bem. Deixe essas palavras ressoarem em sua mente. Se outros pensamentos insistirem em surgir, volte o foco à respiração e repita a prática. Sinta seu corpo afundando na cama, liberando todas as tensões acumuladas no dia.

Alterne essas práticas em suas noites ou as pratique consecutivamente. Durma bem. Sono é vida.

A atenção plena vem se destacando como uma ferramenta poderosa para lidar com a insônia.

Dormir é um ato revolucionário
@cesargrunn

Do mindfulness ao flow: a mente presente como solo fértil da criatividade

Agora, quero que colha os frutos das práticas de mindfulness que você escolheu fazer. Quando a atenção plena deixa de ser apenas uma prática e se torna uma qualidade do ser, você acessa um estado de presença mais leve, profunda e altamente produtiva. Esse é o ponto em que o silêncio se transforma em potência e criatividade. Depois de aprender a se observar sem se perder, algo começa a mudar silenciosamente por dentro. É nesse novo terreno, mais estável e lúcido, que surge um fenômeno raro na vida moderna: a serenidade que cria e a fruição que realiza. Ambientes mentais onde as ideias não são forçadas, pois emergem com fluidez.

Vivemos uma era em que produtividade e criatividade são vetores para preservar uma vida de qualidade com significado real. Em um mundo que cobra entrega constante, inovação contínua e presença plena em muitas frentes, manter a geração de valor na vida pessoal e profissional, sem colapsar internamente, tornou-se um antídoto contra a escassez emocional e uma garantia de bem-estar.

Minha intenção é introduzir e descrever a você dois estados mentais fascinantes e enigmáticos: o estado de flow, ou fluxo, e a serenidade criativa. Ambos são modos de canalizar a energia individual com precisão e profundidade. Depois que você aprende a silenciar o ruído interno de sua mente, a energia antes dispersa em ansiedade e esforço excessivo agora se concentra, se renova e flui na direção que você apontar. Mas essa fruição só acontece se houver uma base fisiológica sólida: o sono de qualidade. Sem ele, o cérebro não consolida os aprendizados que permitem novos insights. É como tentar pintar com um pincel seco. O estado de flow e a serenidade criativa nascem da mente presente, mas só ganham potência em uma mente descansada. É no descanso que o cérebro afina as redes, e é na presença que você as transforma em criação.

Quando estamos nos braços do estado de flow, ficamos totalmente imersos em uma tarefa, com foco profundo e energia alinhada, onde o tempo parece sumir e a produtividade atinge o auge. Entrar em flow significa trabalhar com prazer e intensidade, sem dispersões ou fadiga mental, o que potencializa não só a qualidade do que fazemos, mas também nossa satisfação e nosso senso de realização.

Já a serenidade criativa é aquele momento de pausa e calma, uma harmonia transformadora que nos permite navegar pelas demandas diárias explorando "arquivos" do cérebro e os relacionando com as exigências. Ela abre espaço para que a mente floresça em inovação e criatividade. Isso acontece nos momentos de pausa associada a uma "calma ativa", o que dispara nossa capacidade de imaginar e solucionar problemas sem a pressão da demanda. É nesse estado que a capacidade criativa deixa de ser um esforço desgastante e se torna uma inspiração natural.

Empregar a serenidade criativa e o flow em sua rotina é, portanto, um convite para refinar a gestão do que você tem controle na vida: a energia física, mental e emocional. Permita-se ter momentos de pausa consciente, nos quais o silêncio alimenta a inspiração, e estados de concentração profunda transformam desafios em conquistas. O verdadeiro sucesso não está na quantidade de tarefas cumpridas, e sim na qualidade dos resultados e da experiência vivida.

O estado de flow: do foco à alta performance

Quando você estava descobrindo seu cronótipo no Capítulo 4, perguntei quando acontecia seu momento de maior rendimento, que expressa seu pico produtivo no dia. Nesse intervalo, que pode durar horas, você deve se prevenir de distrações ou reduzir o máximo possível as interrupções de notificações digitais ou colegas de trabalho, para que possa se dedicar a atividades que exijam concentração e performance.

Quando estamos profundamente focados em nosso melhor momento produtivo e algo nos interrompe, nosso cérebro passa por uma série de mudanças custosas para que consiga voltar ao mesmo nível de atenção de antes. Uma simples distração faz o cérebro gastar muita energia para recuperar o foco e, mesmo que possa não parecer, sofremos uma sobrecarga cognitiva. Agora imagine quantas vezes você é distraído por seu smartphone quando está concentrado e o quanto isso cansa sua mente.

Caso você esteja fora de seu pico produtivo e com dificuldade de concentração, uma distração pode exigir um esforço extra ainda maior do que você consegue oferecer, o que aumenta o estresse e desmotiva o retorno à tarefa. O problema se intensifica quando a distração vem de algo que o cérebro percebe como mais "recompensador" ou interessante que a tarefa, como uma notificação de "prazer imediato", seja para planejar um happy hour ou flertar com uma oferta irresistível em um site de compras. Isso cria um impulso ainda mais forte para se desviar da tarefa. Você se pergunta: "Onde eu estava mesmo?".

Dependendo da complexidade do que você estava fazendo, o cérebro pode levar de quinze a vinte e cinco minutos para retomar o mesmo nível de foco profundo de antes da interrupção. Isso é o que chamamos de custo de transição, que é o tempo necessário para que os neurônios reajam e redistribuam os recursos cognitivos a fim de restaurar a atenção. Durante esse período, há uma queda evidente na produtividade, o que nos faz sentir como se estivéssemos "andando a passos lentos" ou tendo um "rendimento arrastado". Mesmo pequenas distrações, como checar o celular ou responder a uma mensagem, podem tornar muito exaustiva uma tarefa que exija atenção, fazendo-nos desistir antes de completá-la. Mais uma vez, tudo é energia! E a maneira como você a gerencia define o nível de bem-estar que você experimenta.

O fenômeno da hiperconexão digital nos impôs a era das multitarefas e das interrupções frequentes. Todos nós achamos possível e plausível dar conta de várias coisas ao mesmo tempo, no entanto, a neurobiologia prova que isso é muito mais uma ilusão do que um fato. Você pode até achar que é habilidoso com multitarefas, dedicando-se um pouco a cada uma, mas a má notícia é que seu cérebro não foi configurado para isso. O custo energético e motivacional da mudança de foco alternada esgota a mente, aumenta os erros e faz você parar antes do tempo.[158] Sei que essa revelação é um pouco traumática, especialmente em um mundo digital, onde analisamos um contrato de compra e venda ao mesmo tempo que escolhemos um investimento financeiro e decidimos qual será a programação para o fim de semana. Tudo no mesmo instante e na mesma tela.

As multitarefas desgastam os circuitos neurais por exigirem alternância entre diferentes objetivos em um processo chamado de troca cognitiva. Isso, além de consumir maiores quantidades de energia, limita a capacidade da memória. Quando trocamos de tarefa, nossa memória operacional precisa "trocar de arquivos", o que enfraquece a consolidação de novas informações da tarefa anterior. Ou você nunca percebeu que, ao fazer duas coisas ao mesmo tempo, precisa ficar constantemente relembrando números e dados? No longo prazo, "multitarefas crônicas" degradam a capacidade de concentração e nos tornam mais impacientes e menos produtivos.[159]

Nossa verdadeira capacidade de resolver problemas de maneira eficiente e entregar com qualidade está no foco sustentado. Somos mais produtivos quando nos dedicamos a uma única tarefa por vez, com concentração plena, por um tempo prolongado e sem interrupções. Para alcançar o auge da performance mental, é oportuno alinhar seu melhor momento de foco ou pico produtivo do dia ao estado de flow, que alcança um nível profundo de concentração e envolvimento com a atividade que você se propõe.

O conceito de flow (fluxo) foi descrito pelo psicólogo húngaro-americano Mihaly Csikszentmihalyi como uma experiência mental em que uma pessoa está completamente imersa e focada em uma atividade, com total envolvimento e prazer. É um estado de profundo engajamento que proporciona alta produtividade e satisfação.[160]

Permita-me explicar o estado de flow com meu próprio exemplo. Meu hobby é cultivar bonsai, tenho sessenta espécies em minha casa, uma coleção maravilhosa que encanta qualquer um. Bonsais são árvores em miniatura que precisam de cuidados constantes. Eventualmente, nos fins de semana, me dedico a podá-los, trocá-los de vasos e adubá-los. Nas horas em que estou com eles, entro em flow e perco a noção do tempo ao estar profundamente envolvido em uma tarefa que eu domino e com uma marcante sensação de bem-estar.

É comum exemplificar o estado de fluxo com um hobby, mas enquanto escrevo estas palavras alcanço esse mesmo estado de profunda conexão e concentração, pois me sinto totalmente energizado e produzo em plena performance. O estado de flow está ligado a algo que você tenha gosto em fazer e pode surgir de atividades como ler, criar, praticar esportes ou trabalhar, proporcionando uma sensação de profundo engajamento e realização pessoal.

Imagine-se tão imerso em uma atividade que o tempo parece desaparecer. Suas ações fluem naturalmente, e tudo ao redor se dissolve. Uma experiência de total engajamento, na qual mente e corpo operam em perfeita harmonia. O conceito de flow nos convida a uma mudança significativa de perspectiva: em vez de focar apenas as recompensas externas, como dinheiro, status ou reconhecimento, ele nos conecta com nossa motivação intrínseca, aquela força interior que nos move simplesmente pelo prazer e pelo significado que a atividade oferece em si mesma. Csikszentmihalyi chamou essa essência de experiência autotélica, que é quando a própria atividade se torna um fim, e não um meio para atingir algum ganho futuro. "Autotélico" vem do grego *autos* (auto) e *telos* (propósito), ou seja, a atividade contém o próprio propósito. A recompensa está na própria ação, e não no exterior. Não se trabalha apenas para receber o pagamento no fim do mês ou um bônus no fim do ano, mas porque fazer aquilo desperta o melhor de si. A recompensa não é adiada; ela está presente, no aqui e agora.

Ao compreender isso, você muda a maneira como se relaciona com seus objetivos: em vez de persegui-los com ansiedade e exigência, passa a caminhar em fruição natural na direção deles, envolvido por um senso profundo de propósito e satisfação. É nesse estado de presença e entrega que o futuro começa a se realizar como uma consequência do prazer genuíno de estar plenamente onde você está.

Buscar o flow no trabalho não é romantismo; é uma estratégia poderosa de realização e produtividade. Quando o trabalho se torna autotélico, deixa de ser um fardo e se transforma em fonte de energia renovável. Em vez de exaustão, há entusiasmo. Em vez de distração, há clareza. Em vez de ansiedade, há presença. E, curiosamente, quanto mais você experimenta esse estado, mais as recompensas externas acabam surgindo, como um bônus espontâneo para quem aprende a fazer do próprio caminho a maior recompensa. A felicidade não está no fim do caminho, está no caminho. É nesse ponto que a produtividade e o bem-estar deixam de ser opostos e se tornam aliados.

No mundo corporativo, onde tantos ainda vivem à espera do "momento certo" para serem felizes, a busca pelo flow representa um convite urgente para transformar o trabalho em uma fonte diária de prazer e propósito. Porque a verdadeira recompensa não está no que você receberá no fim, mas naquilo que você se torna enquanto faz. Quando você realiza algo pensando apenas na recompensa futura, acaba adiando constantemente a própria felicidade. Vive na expectativa de que a satisfação virá "lá na frente" – e, acredite, ela nunca chega. Isso acontece porque somos humanos e sempre teremos novos sonhos, novas metas. Ao alcançar um objetivo, você imediatamente cria outro e volta a sentir a pressão, o peso e a ansiedade da busca. Nesse ciclo sem fim, a vida deixa de ser vivida, passa a ser carregada e se torna um fardo. Por isso, reflita sobre esse padrão e busque o flow, o estado em que a jornada em si é prazerosa, significativa e suficiente.

Mas, antes, entenda uma coisa. O flow não acontece por acaso; ele exige uma arquitetura interna específica. Para que alguém se envolva por inteiro em uma tarefa e mergulhe nesse estado com envolvimento profundo, dois elementos são absolutamente indispensáveis: objetivos claros e o conhecimento necessário para executar a tarefa. Sem um propósito definido, a mente vagueia. Sem as habilidades adequadas, a tarefa se transforma em um campo minado de frustração.

O magnetismo do flow reside justamente no equilíbrio sutil entre o grau do desafio e o nível de habilidade para executá-lo. Se a tarefa for fácil demais para suas capacidades, o resultado inevitável será o tédio. Você perde a motivação, começa a olhar para o relógio, a mente se dispersa, e não há flow. Por outro lado, se o desafio for muito maior do que suas habilidades para realizá-lo, você será dominado pela ansiedade e pela angústia, naquela sensação sufocante de que não será capaz de dar conta, o que bloqueia o processo e mina a confiança.

O flow nasce exatamente no ponto de encontro entre esses extremos, onde desafio e habilidade se alinham como duas engrenagens sincronizadas. É ali que surge a sensação de controle, aquela certeza íntima de que você tem o necessário para lidar com o que está diante de você. A atenção se torna tão intensa que não há espaço para distrações. A ação se funde com a consciência. Nesse estado, a mente errante simplesmente cessa. O presente se torna absoluto. Não há multitarefas nem notificações que consigam romper essa bolha. É um estado de liberdade interna rara, no qual você deixa de carregar o peso do mundo e se conecta com seu potencial mais autêntico.

O mais transformador é que o flow não apenas traz prazer na produtividade do momento; ele também planta as sementes do crescimento pessoal. Cada vez que você experimenta esse estado, algo se fortalece internamente, e você começa a buscar desafios maiores, expandir suas habilidades e construir uma confiança robusta em si mesmo. Porque, no fundo, o flow não é só fazer bem o que se sabe fazer – é se tornar alguém maior do que antes. É o caminho mais direto para o autodomínio, a autoconsciência e, então, a excelência.

Em resumo, o flow é a maneira mais eficiente e poderosa de canalizar a energia individual. A mesma energia que, quando mal direcionada, se dispersa em ansiedade e exaustão, ao entrar nesse estado maximiza o rendimento, e o faz com leveza e bem-estar. É claro que você vai se sentir cansado depois de algum tempo no estado de flow, mas vai perceber que ele não drena suas forças: ao contrário, ele as renova para que você continue buscando essa sensação de realização.

Posso afirmar que o flow favorece a saúde física ao reduzir o estresse e atenuar a escassez emocional, ao acarretar uma satisfação genuína de realização. É por esse motivo que fortalecer o foco e a clareza mental fizeram Csikszentmihalyi alegar que a atenção é mais do que um simples recurso mental, é nossa energia psíquica. Onde colocamos a atenção, canalizamos boa parte de nossa energia vital. Isso pode nos potencializar ou nos esgotar. Você é quem decide entre desperdiçar sua energia com distrações vazias, preocupações improdutivas e tarefas sem propósito ou direcioná-la para uma vida mais rica, feliz e significativa.

Flow é a arte de investir a própria energia de modo perspicaz e criativo, gerando um ciclo virtuoso de crescimento com paz interior. A verdadeira realização não está em ter mais objetivos ou mais dinheiro, mas em saber onde colocar sua atenção. Onde está sua atenção está também o que você tem de mais precioso na vida: seu tempo, que não volta mais. E só existem dois tipos de tempo: o tempo bem investido e o tempo perdido.

Se você está no comando, por favor, escolha com prudência onde colocar sua motivação intrínseca. Acima de tudo, invista sua energia em atividades ligadas ao prazer e à satisfação com significado, envolvendo os sistemas de busca e recompensa e de calma e contentamento. A liberação de dopamina dá significado à atividade no momento presente, e a presença de serotonina transforma o momento em bem-estar. Por isso, nunca confunda flow com prazer puro e barato.

Você aprendeu que o sistema de busca e recompensa tem duas vias dopaminérgicas principais: a do prazer imediato e a do significado. Prazer com significado é flow. Prazer imediato é mera satisfação instantânea. Comportamentos viciosos, como consumo excessivo de redes sociais, pornografia, compras impulsivas, doces, bebidas e jogos de azar, embora mantenham as pessoas presas na atividade e desconectadas do tempo, têm pouco a ver com o estado de flow. Pelo contrário, são comportamentos que ativam a via dopaminérgica do imediatismo, que flerta perigosamente com os limites entre prazer e dor. Por isso, é essencial ser sábio com a dopamina, entender a diferença entre prazer com e sem significado e saber quando incorporar ambos à rotina.

Todos nós precisamos de prazeres imediatos para aliviar a tensão, como sexo de qualidade e comida boa. Nesse sentido, saber usar a "dopamina barata" é um ato de sabedoria para não nos tornarmos escravos dela. Por isso, insisto no desenvolvimento do foco com mindfulness, que ajuda a reforçar a autoconsciência para enxergar esses limites e observar o que nos proporciona o estado de flow.

O autor israelense Tal Ben-Shahar confirma o que Csikszentmihalyi já havia descoberto, ao afirmar que a satisfação com a vida e a verdadeira felicidade parecem estar ligadas à reconciliação entre o prazer presente e um significado futuro. Ben-Shahar ressalta a importância de encontrarmos realização em todo o processo – e não apenas no resultado imediato.[161] Pessoas produtivas e com bem-estar duradouro são justamente aquelas que sabem alocar a energia do foco entre aquilo que as faz felizes no agora e aquilo que desejam alcançar com isso ao longo da vida.

E em você? O que provoca o estado de flow? Qual é seu hobby? E na vida profissional, como você experimenta o fluxo? Caso ainda não o alcance, por favor, passe a considerar seriamente que ele faça parte de sua vida. Desenvolva um hobby e encontre um propósito em seu trabalho ou um sentido de vida. Repense se estiver em um trabalho que não toque sua alma. Muitas vezes, estamos em fases transitórias para saltos maiores na vida, faz parte do processo, mas, em nome de sua saúde mental e emocional, estipule um prazo de validade para atividades sem fruição.

E se estamos falando de energia psíquica e física, o alicerce que a sustenta e o recurso que a recarrega é o sono de qualidade. Não existe flow no trabalho em terreno esgotado. Por isso, nesse método, o sono vem antes: regular seus ritmos, entender seu cronótipo, reorganizar suas noites... tudo isso é pré-requisito para ativar o potencial diurno. O estado de flow exige foco e energia, capacidades que o sono restaura. Esta ponte precisa ser construída: o sono como fertilizante da energia e o flow como fruto do terreno bem-cuidado, e vice-versa. Quanto mais você dorme bem, mais propenso está a vivenciar o flow. E quanto mais você acessa o flow, mais alinhadas com o sono se tornam suas redes de regulação nervosa.

Na prática, isso significa ajustar o dia conforme seu pico produtivo. Se você é do cronótipo matutino/diurno, priorize tarefas de foco profundo pela manhã. Se é vespertino/noturno, deixe o flow para a tarde ou a noite. Mas isso não precisa ser uma regra. Na vida profissional, mesmo que o estado de fluxo seja mais facilmente alcançado nos picos produtivos, nada impede que profissionais elejam os momentos de alto rendimento para compromissos de ação, como reuniões, follow-ups, alinhamentos e tarefas operacionais, e prefiram deixar o flow para momentos de lazer, como hobbies e esportes. Isso depende do cargo, dos objetivos e do modelo de negócio. Mas, invariavelmente, a produtividade real e o bem-estar duradouro devem estar amparados por um sono saudável.

Serenidade criativa: pausas inteligentes que inspiram inovação

Em qual momento do dia acontecem suas maiores distrações? Como você lida com elas quando a dificuldade de foco é maior? Ambas as questões naturalmente também têm a ver com cronótipo e pico produtivo no dia. Se você é vespertino/noturno, fica mais vulnerável a distrações na parte da manhã, sofrendo de um custo de transição maior para retornar às atividades. Lobos podem se esforçar e até começar bem, mas enfrentar dificuldades na metade da manhã. Já indivíduos do cronótipo matutino/diurno geralmente enfrentam dificuldades de foco a partir do início ou da metade da tarde. Uma estratégia eficaz para as Águias é uma soneca breve de quinze a trinta minutos após o almoço, o que pode revitalizar significativamente a produtividade e a clareza mental. Contudo, jamais use o recurso da soneca se você ainda não estiver dormindo bem à noite, porque isso pode piorar seu rendimento ao causar sonolência e ainda mais dificuldade no sono noturno. Primeiro, ajuste naturalmente seu sono.

Somos pagos para resolver problemas que não escolhem a hora do dia para aparecer. Muitas vezes, precisamos adaptar nosso cronótipo às exigências do mundo corporativo. Nos momentos em que a vulnerabilidade às distrações é maior, podemos contar com uma estratégia impactante para diminuir erros e melhorar o rendimento: inserir breves pausas na atividade. Alguns chamam aquele intervalo para um café ou uma caminhada sem rumo de pausa criativa ou intervalo inspirador. São justamente esses momentos que podem trazer soluções e ideias inovadoras. Eu os chamo de serenidade criativa: um estado em que o cérebro ativa a mente errante de maneira adequada e produtiva. É quando, em vez de ficar remoendo circunstâncias, permitimos que ela divague livremente sem se prender a memórias autobiográficas ou preocupações excessivas. Por isso, é importante lembrar que não adianta fazer uma pausa para ficar pensando em problemas. Para que a serenidade criativa se expresse, a mente errante precisa estar serena, e não inquieta. Uma mente agitada apenas se perde em ruídos internos. E essa é mais uma razão para treinar o desenvolvimento do foco por mindfulness e reduzir a tensão.

Você já ouviu alguém dizer que encontrou a solução para um problema ao parar o que estava fazendo e ficar olhando para fora da janela ou sair para dar uma caminhada? Sabemos que, ao sair do foco profundo, nosso cérebro entra no modo automático da mente errante. Nele, podemos ficar divagando sobre passado e futuro ou simplesmente deixá-la livre sem que se prenda a nada. É justamente aí que as pausas se tornam criativas e podem fazer da mente errante um instrumento útil para fazer associações e nos entregar a solução de que estamos precisando.[162]

Quando inserimos uma pausa intencional durante um trabalho e damos "uma voltinha", podemos permitir que a mente errante explore esse grande potencial, deixando-a divagar e fazer conexões inesperadas. Isso se dá tanto de maneira consciente quanto inconsciente. Durante uma caminhada sem rumo ou um momento de introspecção, o pensamento criativo é deixado livre, e a reflexão ou simples contemplação começa a conectar aprendizados recentes com conhecimentos antigos. Quando você deixa de forçar a resposta, diferentes regiões do cérebro se comunicam. É como se a mente, solta da pressão da tarefa, começasse a brincar com possibilidades. E, nesse jogo espontâneo, surgem combinações inusitadas, soluções engenhosas e novos caminhos que, antes, estavam encobertos pelo excesso de foco. É por isso que grandes ideias costumam aparecer no chuveiro, na mesa da cantina ou em uma caminhada sem destino.

Aqui preciso lembrar você de que um mecanismo parecido ocorre durante o sono REM, quando o cérebro relaciona arquivos distantes e inusitados, gerando a criatividade. Aliás, a fase REM é crucial para a inovação. Durante o dia, é uma mente errante serena que cria e, à noite, é um sono REM de qualidade que desperta soluções.

Eu tenho um amigo empresário que, quando "empaca" em um problema, deixa a sala e dá uma circulada pelos corredores da empresa. Às vezes, ele fala com um, visita a sala de outro ou vai tomar um café sozinho para ter ideias, mas, quando precisa flertar profundamente com a criatividade, visita a introspecção em uma fértil caminhada pela rua ou no pátio da empresa. Quando retorna ao trabalho, muitas vezes já tem a solução para a questão que buscava. Na verdade, ele pratica – sem saber – uma técnica poderosa denominada mindfulness caminhado. É similar à prática informal que vimos antes, mas nesta devemos caminhar em silêncio, com atenção plena nos passos, na respiração e no ambiente ao redor. Com a prática, esse estado de presença permite que o pensamento criativo aflore espontaneamente, conectando insights enquanto o corpo se move.

Essa habilidade da mente errante é a serenidade criativa. O termo "serenidade" é providencial porque uma mente excessivamente errante é inquieta e incapaz de acessar esse recurso intuitivo. Por isso, antes de utilizar a mente errante como instrumento de inovação, certifique-se de que ela permaneça no presente em contemplação ou em leve reflexão.

Também é importante esclarecer que a serenidade criativa nada tem a ver com interromper uma tarefa para pegar o celular e navegar em plataformas digitais ou sair para conversar fiado com colegas. Serenidade criativa é oferecer à mente um "espaço inspirador" em um momento de introspecção solitário. É como deixar o cérebro processar livremente, sem pressões. Ao se afastar do problema por um tempo, a mente se liberta, dando uma "volta" em si mesma.

A serenidade criativa também pode ser estimulada com pausas durante o estado de flow. Quando permanecemos em alta concentração por longos períodos, mesmo que sintamos bem-estar, o cérebro está consumindo energia. Por mais tempo que alguém consiga sustentar o fluxo, o desgaste acaba se manifestando, e é preciso parar para recarregar o foco. Nesse ponto, um momento de serenidade criativa por dez a vinte minutos pode ser extremamente valioso. Portanto, seja imerso no estado de *flow* ou não, ao se sentir empacado esperando uma solução que não vem, conceda-se a serenidade criativa. Embora não pareça, seu cérebro continuará processando informações ao vasculhar suas redes. Saia para tomar um café ou dar uma caminhada solitária.

⋆ ★ ⋆

A partir do que debatemos neste capítulo, sugiro que você treine os circuitos neurais de seu cérebro para reduzir a tensão da rotina e desenvolver o foco, intercalando as diferentes práticas de mindfulness ou simplesmente aderindo àquelas às quais você melhor se adaptar. O silêncio intencional e a prática da compaixão podem ser intercalados no ritual de relaxamento à noite antes de ir dormir ou em algum momento durante o dia, de acordo com sua rotina. Caso haja a necessidade de induzir o sono mais rápido, alterne as práticas de varredura corporal e relaxamento por imagens. Comece praticando cinco minutos e, conforme a adaptação, aumente para quinze a vinte minutos por dia. Com o tempo, a gestão de sua energia física e mental estará diferenciada sob a forma de sono saudável, redução do estresse e capacidade de sustentar o foco.

Da mesma forma, não deixe de inserir alguns minutos de práticas informais de mindfulness em seu dia enquanto caminha na rua, toma banho ou cozinha. São opções simples, grátis, naturais e poderosas que aliviam o estresse e regulam as redes de regulação nervosa. Observe o que melhor serve e funciona para você.

No trabalho ou em casa, pare por alguns minutos, solte os ombros, desfranza a testa, desencoste seus dentes e exercite o silêncio intencional ancorado na respiração controlada. Observe com a consciência do metapensamento. Pense em seus pensamentos. Exerça a habilidade de enxergar as coisas como elas realmente são, e não somente como você acha que elas são. Deixe sua mente errante fluir até certo ponto e então a resgate para o presente. Beneficie-se da serenidade criativa. Usufrua do indescritível estado de flow.

Acima de tudo, treine seu cérebro como treina seu corpo. Apenas por alguns minutos por dia. Resiliência tem a ver com como você se recarrega, e não com o quanto resiste. Priorize seu sono e desenvolva seu foco. Uma mente expandida tem atitude vigilante!

CAPÍTULO

11

NEURÔNIOS NA BARRIGA: O ELO CÉREBRO--INTESTINO

Todo excesso esconde uma falta.

A sociedade da exaustão foi erguida em uma era de abundância calórica e escassez emocional, um cenário fértil para o crescimento acelerado dos distúrbios alimentares, como a compulsão alimentar. Nunca houve tantos registros de pessoas que, diante do estresse, da ansiedade ou do simples automatismo da rotina, recorrem à comida como válvula de escape.[163] O resultado é um aumento vertiginoso na incidência da má alimentação, assim como nos índices de sobrepeso e obesidade em todo o mundo.

Alimentar-se deixou de ser apenas um ato de nutrição e se tornou, em muitos casos, um reflexo de desequilíbrios sociais e emocionais. A impulsividade nos faz esquecer que um dos principais pilares da energia é a qualidade do que ingerimos. Como o sono é a energia que buscamos dentro de nós, o foco funciona como a gestão para onde a direcionamos, e a alimentação, por sua vez, é a energia que colocamos para dentro. Esse fluxo dita a qualidade de como nos recarregaremos.

O impacto do estresse no apetite

Acordamos todos os dias para cuidar de nosso casamento, nossos filhos, nossa carreira, nossas relações sociais e ainda reservar tempo para necessidades individuais. Seguimos com a máxima "Ontem não deu tempo de pensar em tudo, e hoje outras coisas ficarão pendentes" ou "A gente faz o que pode". Viver no modo automático e com as pendências infinitas do mundo moderno pode gerar hiperatividade em duas redes de regulação nervosa afins: os sistemas 1) de ameaça e eixo do estresse e 2) de busca e recompensa.

Diferentemente de nossos ancestrais caçadores coletores da Pré-História, que experimentavam o estresse agudo em situações pontuais de sobrevivência, nós somos estimulados por cargas emocionais permanentes, o que nos torna "estressados crônicos" em maior ou menor magnitude. O engajamento em buscar soluções simples e complexas o tempo todo nos impede de não estarmos pressionados em um ou mais campos da vida.

Como especialista em sono e dor, chegam a mim pessoas que estão no extremo dessa linha adaptativa, já com o desenvolvimento de sintomas. São indivíduos "comuns", cuja pressão psicossocial se transformou em dor física, pressionando o sistema da modulação da dor. Normalmente, são pessoas que estão "resistindo" há muito tempo, então o peso da rotina acabou se tornando maior do que elas podiam carregar. Quando se deram conta, já tinham perdido a conexão com o sistema de calma e contentamento.

Com ou sem sintomas, um dos sinais mais comuns da deficiência adaptativa moderna é a dificuldade com a alimentação. Nos últimos vinte e cinco anos, busquei recursos para entender por que meus pacientes reagiam com impulsividade e compulsão alimentar diante de transtornos do sono ou de dor crônica. Eles acabavam piorando ainda mais a situação ao adicionar, inconscientemente, um novo estressor à vida: o ganho de peso.

A conexão cérebro-intestino

O cérebro e o intestino têm um elo muito mais íntimo do que imaginamos e, nessa relação, o estresse emocional atua como um terceiro elemento sorrateiro que interfere no apetite. Quando o sistema de ameaça e eixo do estresse fica ligado de maneira contínua, nosso corpo é inundado com substâncias que aceleram o ritmo metabólico, e isso gera a sensação de mais fome para repor a energia gasta.

O cortisol, o hormônio do estresse, tem pico fisiológico no início do dia e, ao longo dele, deve sofrer redução dos níveis até o início da noite. A persistência da presença do cortisol manipula o apetite e intensifica a fome. De outro lado, a compensação emocional pelo peso da rotina nos leva a acreditar que somos merecedores de um "prêmio calórico" para aliviar as tensões. Com frequência, esse prêmio vem na forma de alimentos "tóxicos" de fácil acesso, como processados, doces, álcool, gorduras trans e muita farinha branca. É a polêmica "dopamina barata" dos hábitos alimentares que, além de gerar ganho de peso, traz outro custo sórdido, que é o aumento da inflamação no organismo.

Se adicionarmos o sono de má qualidade como um quarto parceiro na relação estresse-cérebro-intestino, teremos uma bagunça alimentar ainda maior, desregulando completamente o apetite. Eve Van Cauter, pesquisadora com mais de trinta anos de atuação na área da neurociência do sono e metabolismo, comprovou, junto de outros estudiosos, que somos bem menos cuidadosos quando nos alimentamos cansados e nos tornamos muito mais irresponsáveis na hora de atacar a geladeira.

Pessoas exaustas e estressadas têm dificuldade de autocontrole. Elas comem, por exemplo, metade de uma torta ou uma caixa de bombons inteira antes de avaliar as consequências desse ato. No piloto automático, cérebros sem energia não controlam escolhas impulsivas e preferem alimentos mais calóricos e industrializados, além de comerem mais e por um tempo maior devido a um "bug" no fluxo hormonal.[164] Isso acontece porque a privação de sono e o estresse alteram os níveis de grelina e leptina – os hormônios responsáveis por estimular e controlar o apetite –, criando um desequilíbrio que aumenta a fome e dificulta a sensação de saciedade.

Em condições normais, a grelina é liberada no estômago e abre o apetite, enquanto a leptina é responsável por provocar a sensação de saciedade após comer. Um sono precário faz os níveis de grelina dispararem no estômago e os de leptina caírem no sangue. É como se o corpo armasse uma conspiração pelo ganho de peso, nos fazendo não apenas sentir mais fome, mas também não parar de comer.[165] Além disso, há o desejo por alimentos com maior índice glicêmico, o que eleva o risco de diabetes tipo 2 em virtude do aumento de açúcar no sangue.[166]

"Vamos precisar conversar sobre perder peso. É importante você consultar um médico-nutrólogo ou um nutricionista". Essa é uma indicação comum que preciso fazer a meus pacientes. Meu papel se resume a alertar que a harmônica relação entre cérebro e intestino está sendo corroída pela presença de uma rotina pesada e um sono ruim. Esse desequilíbrio bioquímico no corpo interfere de maneira silenciosa no apetite e faz com que muitas pessoas não consigam identificar com clareza se estão realmente com fome ou apenas sendo enganadas por hormônios e neuromoduladores.

Quando saímos do trabalho cansados e famintos, nos tornamos alvos fáceis das embalagens vibrantes e das formas irresistíveis das guloseimas nas "vitrines" das confeitarias e dos supermercados. Compramos muito mais com o lado emocional do que com o racional; por isso, da mesma maneira que vamos ao dentista para fazer prevenção em saúde bucal, também deveríamos ter um profissional recorrente de nutrição para nos orientar.

Conheço diversos workaholics e "digitalholics" que roubam horas essenciais do próprio sono ao fazerem maratonas de trabalho ou entretenimento digital, quase sempre harmonizadas com refrigerantes, energéticos, bolachas, salgadinhos e todo tipo de comida ultraprocessada. Esses "estilos de vida" modernos que estão lotando consultórios médicos no mundo todo. Quando questionadas a respeito desses hábitos, imediatamente essas pessoas são assombradas por crenças e objeções. Muitas vezes, leio no olhar das pessoas que me procuram uma clara objeção: "Não vim aqui para parar de fazer o que gosto, e sim para que você me dê um remédio para eliminar meus sintomas".

Infelizmente, a indústria farmacêutica ainda não inventou um remédio para corrigir estilo de vida, somente para as consequências dele. Quando esse medicamento começa a ser tomado, é sinal de que você já perdeu tempo e saúde no jogo da vida.

Certa vez, um paciente comentou: "Não consigo parar com os salgadinhos quando assisto às minhas séries à noite. É minha maneira de relaxar. Também não sinto mais tanto sono". Em seguida, acrescentou, com um sorriso constrangido: "Já estou falando com um nutricionista sobre isso, mas não estou evoluindo muito, já que uma coisa chama a outra". Perguntei quantos filhos ele tinha. Respondeu que eram dois, um de 5 e outro de 9 anos. Questionei então a idade dele: 48 anos. E, por fim, a idade da esposa: 40.

Com base nessas informações, concluí algumas coisas. Ele era oito anos mais velho que a esposa e estava prestes a completar 50 anos. Pelo estilo de vida e pelos resultados dos exames, havia grande chance de ele morrer bem mais cedo do que ela ou, pelo menos, ficar doente e sofrer de algum tipo de limitação. Isso poderia impedi-lo de estar presente para ver os filhos vivendo as maiores realizações deles e ainda obrigar a esposa a ter um segundo casamento, afinal ela era bem mais jovem e saudável. Perguntei, então: "Você já pensou nessa possibilidade?".

Confesso que já perdi pacientes por ter esse jeito "elegantemente duro e direto", porém também já ganhei muitos amigos. Reconheço que não é fácil escapar da armadilha mental que nos faz valorizar o prazer imediato e ignorar as consequências futuras; afinal, comer um pote de sorvete hoje não vai deixar você doente amanhã. O já mencionado desconto temporal faz o cérebro ignorar eventuais prejuízos distantes no futuro. Lamentavelmente, é muito comum que o desconto temporal só seja vencido diante de um ultimato médico do tipo: "Ou você para, ou você morre!".

Nunca comemos tantos itens industrializados como na era moderna. À medida que a população aumentou e, com ela, as demandas alimentares, tivemos de processar os alimentos para que eles durassem mais e fossem de fácil acesso. A modificação de nossa dieta também alterou nossa absorção de nutrientes e, principalmente, mudou a qualidade e a quantidade das colônias de microrganismos que vivem em nosso intestino e têm relação direta com o cérebro.

Microbiota intestinal: seres microscópicos que influenciam o humor

A relação de codependência entre o cérebro e o intestino evoluiu por milhões de anos sob uma simbiose espantosa com os microrganismos que vivem em nosso ventre. Nada menos do que metade das células de nosso corpo não contém nosso código genético, isto é, não são humanas, e sim células microbianas que nos habitam.[167] Cerca de 70% a 90% delas vivem em nosso intestino e formam o que chamamos de microbioma ou microbiota intestinal. São trilhões de fungos, protozoários, vírus e bactérias divididos em colônias com mais de 10 mil espécies. As funções desses seres microscópicos vão desde auxiliar na digestão e na absorção de nutrientes até construir vitaminas e neuromoduladores.

A microbiota é essencial para a função normal do aparelho gastrointestinal, assim como para o funcionamento do cérebro, influenciando nosso comportamento, nosso humor e nossa motivação. Esses microrganismos se comunicam com o cérebro por meio do maior nervo do corpo humano, o nervo vago, cujas fibras fazem um longo caminho do ventre até o tronco cerebral.

Para que fôssemos capazes de compreender melhor essa simbiose, ratinhos de laboratório precisaram entrar em cena e nos ensinar mais sobre nós mesmos. A partir da manipulação da microbiota intestinal de roedores, cientistas descobriram que alguns grupos de bactérias intestinais são capazes de afetar diretamente o humor e a motivação, o que sugere que uma conexão saudável entre intestino e cérebro influencia na produtividade e no bem-estar.[168]

Os especialistas induziram os ratinhos para que se tornassem “depressivos” e exibissem sinais típicos como apatia, desânimo, falta de interesse e isolamento. Então, alteraram as microbiotas intestinais deles e perceberam mudanças no comportamento dos animais. Ratos "induzidos" à depressão mostraram melhora significativa após receberem culturas de *Lactobacillus rhamnosus*, uma espécie bacteriana benéfica da microbiota intestinal. A percepção foi de que a alteração da cultura intestinal influenciou positivamente no comportamento, gerando mais interesse, interação social e envolvimento por parte dos animais.[169]

Outro estudo interessante foi realizado pela bióloga Kathleen McAuliffe, que dividiu os ratos em dois grupos e os colocou em labirintos, para que procurassem as saídas que continham alimentos. Um dos grupos era formado por animais com uma microbiota normal; e o outro, por portadores de uma microbiota alterada estéril. Os animais com microbiota normal se mostraram mais ativos e dispostos a procurar as saídas e memorizar passagens em busca do alimento. Já os ratinhos com microbiota estéril agiram de maneira oposta: demonstraram pouco interesse e curiosidade em aprender novas passagens, além de esquecerem facilmente as curvas do labirinto, exibindo uma dificuldade explícita de aprendizagem.

Segundo McAuliffe, essas descobertas podem ser aplicadas a humanos. Quando a microbiota de pessoas obesas foi transferida para ratinhos estéreis, eles passaram a engordar; quando microbiotas de pessoas depressivas foram colocadas em camundongos saudáveis, eles apresentaram comportamentos condizentes com a depressão.[170] Ao que parece, ingerir alimentos ou suplementos que promovam o crescimento de bactérias intestinais benéficas pode ajudar a melhorar o humor e a motivação. Por outro lado, uma microbiota desequilibrada pode desregular as funções do intestino e influenciar negativamente o estado mental. Essas alterações podem impactar de maneira direta a produção de energia individual e a qualidade do sono.

Um segundo cérebro: o sistema nervoso entérico

A saúde alimentar vai além de preservar uma microbiota intestinal saudável, já que nosso trato gastrointestinal também concentra uma complexa rede de neurônios chamada de sistema nervoso entérico (SNE) – popularmente apelidado de "segundo cérebro", devido à capacidade de operar de maneira autônoma e em sincronia com a microbiota.

Como o sono é a energia que buscamos dentro de nós, o foco funciona como a gestão para onde a direcionamos, e a alimentação, por sua vez, é a energia que colocamos para dentro.

Dormir é um ato revolucionário
@cesargrunn

Cerca de 90% da serotonina e 50% da dopamina de nosso corpo são produzidas pelo sistema nervoso entérico. Isso mesmo! Os neuromoduladores, que ajudam a controlar o humor, não se limitam ao cérebro. Embora a serotonina e a dopamina intestinais não sejam as mesmas que atuam no sistema nervoso central, elas desempenham um papel complementar na modulação das funções das contrapartes cerebrais.

Quem acaba se beneficiando dessa relação são os próprios sistemas de regulação nervosa, que, em associação com uma microbiota intestinal saudável e um sistema nervoso entérico funcional, controlam nossas emoções e nossos comportamentos. Logo, comer com qualidade ajuda a regular a produção de neuromoduladores dentro e fora do cérebro, aprimorando a resposta ao estresse, ao sono e ao foco.

Enfim, o que comemos influencia muito mais do que apenas nosso corpo; afeta diretamente a motivação, o controle emocional e, por consequência, a capacidade de foco e clareza mental.

O momento certo de comer

Uma vida de qualidade não tem relação apenas com o que ou quanto comemos, mas também com quando comemos. O momento da refeição impacta a saúde de maneira direta e poderosa. Por exemplo, você já sabe que comer demais à noite pode alterar a qualidade de seu sono, certo? Mas você sabia que jantar depois das 7 e meia da noite tem associação direta com um risco maior de ganho de peso? À noite, o corpo reduz a atividade metabólica, e a digestão interfere na expressão de genes envolvidos no controle calórico.

Durante o dia, enquanto estamos em movimento, nosso organismo queima calorias em um ritmo mais acelerado. À medida que a noite cai, o corpo começa a desacelerar ao se preparar para relaxar, o que reduz os processos digestivos e o consumo calórico. Como consequência, comer mais tarde pode levar a uma metabolização menos eficiente e mais longa dos alimentos, aumentando o acúmulo de gordura, mesmo que o número total de calorias seja igual ou menor do que o que foi consumido em outros horários.[171]

É por isso que, sempre que possível, você deve fazer sua última refeição mais cedo, quando seu metabolismo ainda está ativo e, pelo menos, duas horas antes de dormir. De modo equivalente, a alimentação durante os períodos mais ativos do dia também precisa ser prudente. Não devemos esquecer que o estresse sempre está presente, em maior ou menor grau, porque ele é a força motriz necessária que toca nossa vida fora da zona de conforto ao longo da semana. Contudo, às vezes, sobrecargas emocionais nos farão dormir mal algumas noites, criando mais um fator de risco real que pode ofuscar a percepção clara de fome, nos expondo a uma alimentação de má qualidade, o que é péssimo.

Comer mal, especialmente próximo ao pico produtivo, nos deixa menos capazes de extrair o máximo potencial porque somos afetados por picos glicêmicos inoportunos. Excesso de alimentos processados e ultraprocessados, como pães, bolos, doces, salgadinhos, bolachas e embutidos, pode comprometer nossa capacidade produtiva e reduzir a performance mental.

Nutrição funcional e relógio biológico

Quando falamos de nutrição funcional em conexão com o estado emocional, o comportamento e a produtividade com bem-estar, estamos nos referindo a algo muito mais profundo do que simplesmente comer bem. Trata-se de escolher alimentos que estejam no estado mais natural possível, capazes de preservar a saúde intestinal, proteger as células do corpo contra a oxidação e evitar a inflamação nos tecidos.

Uma alimentação verdadeiramente funcional vai além da qualidade e da quantidade dos itens no prato. Ela exige atenção a como e quando se alimentar, respeitando os ritmos naturais do corpo, os picos produtivos ao longo do dia e, sobretudo, o cronótipo individual. Em outras palavras, trata-se de comer de maneira alinhada com seu relógio biológico, honrando o momento certo em que seu corpo pede, processa e transforma a energia do alimento em vitalidade.

Talvez nunca tenhamos pensado tanto em produtividade e saúde mental como agora, mas ainda subestimamos o que acontece dentro de nosso próprio intestino. Se o que você come, em parte, se transforma na base química de suas emoções, comer é também pensar, sentir e decidir. Seguir ignorando isso pode custar caro para sua clareza mental e sua qualidade de vida, então comece o quanto antes a fazer escolhas alimentares mais conscientes. Sua mente, seu corpo e seu humor vão agradecer.

CAPÍTULO

12

COMER CERTO É UM ATO DE AMOR-PRÓPRIO

O modo como comemos nos intoxica ou nos impulsiona.

Segundo o físico americano Michio Kaku, o cérebro humano é uma maravilha darwiniana tão extraordinária que mal pode ser definida pela limitação de nossa compreensão. Se tentássemos reproduzir essa engenhosa circuitaria nervosa com a tecnologia atual, precisaríamos construir um hardware artificial gigantesco, com dimensões equivalentes às de um quarteirão inteiro. Para colocá-lo em funcionamento, seria necessária uma usina de energia nuclear exclusiva e um rio inteiro apenas para resfriá-lo. Nas palavras de Kaku: "Sobre seus ombros está o objeto mais complexo conhecido no Universo".[172]

Apesar de toda a sofisticação tecnológica de nosso tempo, ainda estamos longe de criar algo remotamente comparável a esse órgão surpreendente que coordena com precisão todas as funções de nosso corpo. Aliás, curiosamente, essa máquina não superaquece quando estamos de "cabeça quente", como às vezes acontece com os dispositivos eletrônicos em atividade há muito tempo. Em vez de dependerem de uma planta nuclear, os 86 bilhões de neurônios que compõem nosso cérebro operam com a quantidade de energia contida em algo tão simples quanto um hambúrguer. Mas não se engane: embora o combustível básico seja simples, a qualidade desse combustível define o desempenho dessa máquina.

Tendo como base tudo que você sabe agora, acredito que sua primeira opção não será um hambúrguer qualquer, certo? Sabemos que alimentos ultraprocessados afetam os microrganismos do intestino e impactam indiretamente o cérebro e que o consumo frequente de corantes, conservantes, emulsificantes, adoçantes, estabilizantes, realçadores de sabor, acidulantes e sais de metais nos expõe a um risco maior de inflamações crônicas, ganho de peso, além de alguns tipos de câncer. Não se esqueça: uma alimentação de má qualidade, associada a estresse e sono precário, abrevia a vida ou, pelo menos, deixa de lembrança alguma doença crônica incurável.

No mundo tecnológico, o açúcar, na forma de glicose, se tornou uma fonte energética preferencial para nós, pela facilidade de acesso a carboidratos e doces. Se voltarmos no tempo, notaremos que, durante a maior parte de nossa história evolutiva, encontrar alimentos com essas características na natureza era algo raro e pouco provável. Nossa espécie tem cerca de 200 mil anos, mas foi apenas nos últimos dez mil anos que inventamos a agricultura e começamos a cultivar grãos ricos em carboidratos. Portanto, passamos a maior parte do tempo antes disso sem acesso fácil a carboidratos e açúcares. Foi só no último século que desenvolvemos técnicas para transformar o açúcar em um ingrediente refinado, concentrado e onipresente na dieta moderna. Será que nosso trato gastrointestinal evoluiu na mesma velocidade para lidar com os altos níveis atuais de consumo de glicose?

Humanos caçadores-coletores ancestrais só tinham acesso à glicose quando a encontravam em frutas, mas isso era pouco comum e só acontecia quando conseguiam chegar até árvores frutíferas antes de pássaros e macacos. Sem contar que frequentemente esses animais silvestres consomem as frutas antes mesmo que elas amadureçam.

Hoje, os carboidratos presentes em grãos e raízes são transformados e processados para consumo em larga escala na forma de arroz branco, farinha, pães e confeitos. São produtos alterados que se transformam rapidamente em glicose quando digeridos. Essa característica mudou nossos hábitos alimentares e, com eles, parte de nossa microbiota. Talvez isso explique, parcialmente, a grande incidência de doenças metabólicas e a epidemia de obesidade no mundo.[173] Hoje morremos muito mais por doenças da "barriga cheia" do que pela fome do passado.

O consumo frequente de glicose, através de carboidratos e doces, desencadeia um processo inflamatório silencioso e ameaçador no cérebro. À medida que digerimos carboidratos, o excesso se torna açúcar na forma de glicose "livre", que ultrapassa a barreira do cérebro e inflama o tecido nervoso.[174] Essa neuroinflamação intoxica células e debilita as conexões entre neurônios.

Mas não é só a dieta rica em glicose que contribui para esse mecanismo. O estresse da vida moderna, quando mal administrado, intensifica a resposta inflamatória em todo o corpo, criando uma tempestade perfeita para danos de longo prazo.[175] A soma desses fatores de risco pode favorecer as doenças degenerativas precoces, como Alzheimer e demência, tornando nosso cérebro cada vez mais inflamado.[176]

Sob o peso do estresse elevado, de sono ruim e de hábitos alimentares descuidados, estamos ultrapassando os limites da capacidade de adaptação de nosso organismo, desencadeando doenças crônicas e degenerativas antes do tempo. Quanto disso está ligado a corpos "inflamados e intoxicados" por longos períodos? Parece que abrir mão da cervejinha com a turma nas quartas-feiras ou deixar de beber nos fins de semana não é uma opção que nos agrada. Por que não se permitir o luxo de comer aquele hambúrguer com molho especial? Entendemos que somos merecedores dos prazeres irresistíveis da industrialização; afinal, nosso dia a dia é tão corrido e estressante, não é?

Viver mais não basta: é preciso viver bem

Vivemos muito mais do que nossos ancestrais e antepassados, é verdade, mesmo nos estressando mais, dormindo menos e comendo mal. Justamente por essa razão, deveríamos ser mais precavidos, porque viver muito, mas com a saúde comprometida, não é sinônimo de uma vida de qualidade. Sei que tudo o que escrevo aqui vai de encontro ao que você vê patrocinado pela indústria alimentícia e farmacêutica. É que, no fim das contas, a sociedade da exaustão gera um lucro exorbitante.

Essa longevidade, no entanto, não garante qualidade de vida. Pelo contrário. Ao negligenciarmos o impacto da alimentação em nosso dia a dia, comprometemos mais do que apenas nosso corpo, já que o modo como nos alimentamos impacta diretamente nossa performance mental.[177] Cérebros "inflamados" ficam limitados na capacidade de foco, sobretudo durante o estado de flow; ou seja, cansam mais, rendem menos e param antes. Por isso, estar atento à gestão da energia alimentar em relação aos picos produtivos pode construir ou destruir o rendimento.

É provável que você já tenha sentido na pele que comer meio quilo de arroz com batata e massa no almoço compromete sua participação em uma aula para aprender algo novo no início da tarde. Igualmente, retornar da churrascaria e já participar de uma reunião decisiva na qual precisa tomar decisões importantes na empresa não é uma boa ideia. De barriga cheia e com excesso de açúcar "na cabeça", você terá dificuldade para manter o foco apurado e acessar a memória operacional de maneira rápida e assertiva. Isso é tão verdade que você pode não entender como deixou passar informações determinantes em letras miúdas no contrato que estava analisando. Elas estavam ali o tempo todo, mas você não as viu? Pois é. Não viu porque seu cérebro estava operando em modo lento, desviando energia para o processo digestivo e lidando com os efeitos de um pico glicêmico.

O momento de fazer as refeições, a qualidade dos alimentos consumidos e o tamanho das porções devem ser ajustados conforme o pico produtivo. Conhecendo-se melhor, você passa a entender que se alimentar da maneira certa potencializa seu desempenho e cansa menos. À medida que seu sono se regula e você sabe seu cronótipo, uma gestão compatível da energia alimentar acaba sendo inevitável. Por isso, explore mais sobre si mesmo.

- Como você se sente ao acordar?
- E no meio da manhã, qual é seu estado?
- Como você sente seu corpo e sua mente antes do almoço e logo depois dele?
- Qual é seu nível de energia no meio da tarde?
- E ao final do dia, como você se percebe?

Ao responder a essas perguntas, você começa a descobrir como seu ritmo se encaixa nos sete dias da semana – lembrando sempre que você não é na segunda-feira o mesmo que na sexta-feira. Essa reflexão é o caminho para revelar seu "eu produtivo".

Ao contrário do que pregam muitos gurus modernos e vídeos motivacionais das redes sociais, você não é capaz de estar em alta performance o tempo todo. Como um ser humano normal, sua energia é limitada e está concentrada em momentos de pico no dia. Contrariar isso pode levá-lo à frustração e ao esgotamento. Assim como um artista, você precisa estar em sua melhor performance na hora do show; então, se souber compatibilizar seu cronótipo com sua dieta, vai alinhar a energia e turbinar o rendimento, vendo-se muito mais produtivo do que imaginava conseguir. Respeitar que somos ciclos vivos de energia controlados por ritmos biológicos individuais com momentos certos para se recarregarem, em relação ao sono e à alimentação, facilita o foco e o aproveitamento no estado de flow.

Flexibilidade metabólica: comer com consciência para trabalhar com clareza

A digestão consome muita energia; e, quando você ingere uma refeição pesada, cheia de gordura, proteína e carboidrato, o fluxo energético de seu corpo é desviado do cérebro para o estômago. Isso provoca sonolência e letargia, o que é especialmente desfavorável se ocorrer logo antes de seu pico produtivo. Por outro lado, entrar nesse pico "vazio e com fome", sem energia útil para queimar, também prejudica seu desempenho. O segredo está em alinhar sua alimentação com o ritmo biológico, seu cronótipo, para garantir energia constante e clareza mental.

Para isso, proponho uma abordagem alimentar fundamentada na flexibilidade metabólica: uma maneira consciente de se alimentar na hora certa, preferindo alimentos naturais variados e alternando os tipos de carboidratos, fibras e proteínas. Essa estratégia de alternância evita que você consuma sempre os mesmos alimentos, estimula seu trato gastrointestinal com nutrientes diferentes e impede picos glicêmicos. A flexibilidade metabólica é um fator-chave para trabalhar melhor, produzir mais e dormir melhor.

Por exemplo, se você comeu arroz branco ontem, opte por batata-doce hoje e evite carboidratos amanhã. Se ontem foi carne vermelha, escolha filé de frango hoje e amanhã proteína vegetal. Essa variação ajuda seu organismo a transitar eficientemente entre diferentes fontes de energia, evitando o desgaste causado por uma dieta repetitiva e monótona.

Os picos glicêmicos – elevações abruptas de açúcar no sangue causadas pelo consumo de carboidratos simples e doces – são inimigos da produtividade. Se eles acontecerem perto de seu estado de flow no trabalho, vão limitar sua performance mental. Controlar o tamanho das porções e manter uma dieta variada ajuda a prevenir esses picos, reduzindo a neuroinflamação causada pela glicose livre no cérebro. É fundamental lembrar que o acompanhamento de um nutricionista ou médico-nutrólogo é indispensável para ajustar essa estratégia a seu metabolismo individual.

Evitar alimentos de difícil digestão e que causem picos glicêmicos é o objetivo. Por isso, um prato universal clássico da flexibilidade metabólica se resume a uma porção colorida de salada, um pedaço de proteína magra grelhada e uma pequena porção de carboidrato complexo, como arroz integral e feijão. Essa combinação estimula sua microbiota com fibras vegetais variadas, fornece as proteínas que são a matéria-prima essencial para a produção de neurotransmissores e hormônios e mantém a energia constante dos carboidratos complexos, evitando os altos e baixos causados pelos carboidratos simples.

O problema dos doces, da farinha branca e de outros alimentos processados é que eles são absorvidos rapidamente, causando um aumento rápido de energia seguido por uma queda abrupta, que gera mais cansaço mental, dificuldade de concentração e irritabilidade.

Independentemente de seu cronótipo, a flexibilidade metabólica permite que seu corpo transite de maneira eficiente entre diferentes fontes de energia conforme a demanda de seu dia. Abordagens low carb, que consistem na redução do consumo de carboidratos refinados, são sempre mais saudáveis. Da mesma maneira, saber consumir carboidratos também faz toda a diferença. Comer doces ou carboidratos simples "puros" causa picos glicêmicos, mas associá-los a proteínas e fibras atenua esse efeito. Além disso, comer a salada e a proteína antes do carboidrato melhora a absorção lenta desses nutrientes e promove energia estável.

Nos dias de maior desgaste físico ou mental, ou quando precisar de um pico extra de energia para tarefas complexas, aumentar a ingestão de carboidratos complexos, como batata-doce, arroz integral e aveia, pode ser uma estratégia eficaz. Eles fornecem glicose de modo gradual e prolongado, mantendo seus níveis de energia elevados sem causar picos glicêmicos. Em dias de rotina menos intensa, uma alimentação low carb, com base em proteínas e vegetais, permite que o corpo queime energia com maior eficiência.

Dividir a semana em dias de maior consumo de carboidratos e dias low carb, conforme as exigências energéticas de seu cronótipo, potencializa sua performance. Sempre que possível, escolha carboidratos complexos e não processados.

Por muito tempo, fomos condicionados a seguir padrões alimentares fixos, consumindo os mesmos alimentos todos os dias, sem considerar que nosso corpo e nossa mente mudam a cada dia da semana, visto que as demandas energéticas e os picos produtivos variam. Por isso, a flexibilidade metabólica, baseada na alternância de nutrientes, é a ponte entre a alimentação e o bem-estar. Ela permite que você trabalhe com maior clareza, produza mais e durma melhor, respeitando as necessidades de seu corpo em cada um desses momentos. Reforço que o acompanhamento profissional é fundamental para adaptar essa estratégia a seu corpo e garantir resultados duradouros e saudáveis.

Suplementos para o sono e o foco

O manejo da energia individual pode ser auxiliado com o uso de suplementos que auxiliem a recarregar e sustentar o rendimento por mais tempo. Alguns otimizadores para a performance mental e a qualidade do sono são adaptógenos de origem vegetal, substâncias naturais úteis ao organismo para lidar com o estresse e aumentar a resistência física e mental.

No aprimoramento da performance mental, existem compostos bioativos que aumentam a função cognitiva do cérebro, como memória, foco e motivação. Chamados de nootrópicos, eles potencializam a atividade cognitiva e são muito comuns. Um exemplo clássico é a cafeína, largamente utilizada para ampliar funções cognitivas e motivação. Porém, você não deve se entupir de cafeína todos os dias, porque isso pode ser prejudicial ao sono e ao estômago. Existem outros nootrópicos naturais que também contêm cafeína, mas de liberação mais lenta, e podem ser alternados com o cafezinho.

Se você deseja potencializar os efeitos da cafeína como estimulante, é melhor diversificar as fontes de consumo em vez de tomar vários cafés todos os dias. Alternar a fonte da cafeína pode aumentar os benefícios cognitivos, evitando que seu corpo desenvolva o que se conhece por tolerância, ou a necessidade de aumentar cada vez mais a dose para ter os mesmos efeitos.

Por exemplo, um nootrópico para substituir o cafezinho é o guaraná-cipó da Amazônia. Facilmente encontrado em pó em lojas de suplementos naturais, tem cerca de quatro vezes mais cafeína que a infusão de café puro.[178] A diferença é que a liberação da cafeína presente nas sementes dessa planta trepadeira é lenta, então dura muito mais tempo no organismo em comparação ao café puro, cuja presença de cafeína livre é de rápida absorção.

Se você é um cronótipo matutino/diurno e está fora de seu pico produtivo à tarde, pode substituir o café por outro poderoso nootrópio, o gengibre ralado, em forma de chá ou de um shot com limão e água. Essa raiz medicinal também é vendida em pó ou cápsulas, tendo como principal composto bioativo o gingerol, que tem efeitos estimulantes.[179]

O cronótipo vespertino/noturno, que costuma abusar do café puro na parte da manhã, pode substituir ou alternar o cafezinho com chá-verde ou chá-preto, que também têm cafeína de liberação lenta.[180]

Não é recomendável que você utilize a cafeína proveniente de bebidas energéticas ou refrigerantes, porque são produtos com muitos aditivos químicos e açúcares. Principalmente pessoas com dificuldades no sono não devem consumir esse tipo de estimulante à tarde e à noite; afinal, a glicose e a cafeína podem afetar o sono.

Uma opção natural sem cafeína é o *Panax ginseng*, encontrado em cápsulas ou chá, uma planta asiática que ajuda a melhorar a resistência física e mental.[181] O cronótipo vespertino/noturno pode intercalar esse composto bioativo com o cafezinho durante as manhãs para sustentar o foco. E o cronótipo matutino/diurno pode consumi-lo à tarde, quando a motivação e a capacidade de concentração decaem e o consumo de café é contraindicado.

Outro nootrópico natural interessante para performance mental é o chá de alecrim, que pode beneficiar a memória e a redução da fadiga cerebral pela ação de dois compostos bioativos naturais: o carnosol e o ácido rosmarínico, que têm propriedades antioxidantes e anti-inflamatórias. Dados já sugeriram que o ácido rosmarínico do alecrim aumenta a capacidade de se lembrar de informações de curto prazo, ajudando a fortalecer a memória.[182]

A creatina também é um potente nootrópico para melhorar a performance cognitiva. Mas, antes de consumir essa substância, converse com um profissional de nutrição, porque, além de ter contraindicações, ela pode desenvolver tolerância e perder o efeito com o uso frequente.[183]

Outro composto com propriedades estimulantes e refrescantes é a hortelã. A infusão na forma de chá libera o mentol, substância associada à melhora da concentração e do foco, sem causar agitação, tendo também um efeito relaxante que favorece o raciocínio lógico. O mentol influencia no aumento da circulação cerebral, o que pode resultar em um melhor fornecimento de oxigênio e nutrientes às células nervosas.

Essas substâncias otimizadoras da performance podem ser intercaladas com o café ao longo da semana para melhorar as funções cognitivas.

Alterná-las com a ingestão de água em chás ou infusões combina hidratação com efeitos estimulantes duradouros. Nunca esqueça que estar hidratado é uma condição obrigatória para o rendimento físico e cognitivo. Todas as manhãs, um copo de água pura ou com um limão espremido é uma bela "receita" para iniciar o dia. O limão é rico em compostos bioativos com benefícios como fortalecimento do sistema imunológico, digestão e suporte metabólico.

Lobos e Tubarões, muitas vezes, estão ativos demais no fim do dia e precisam reduzir o ritmo metabólico para alcançar o relaxamento à medida que a noite se aproxima. Com esse objetivo, podem utilizar adaptógenos relaxantes, popularmente conhecidos como calmantes naturais, como chá de valeriana, melissa e maracujá. O "chá das 5" desses cronótipos pode incluir um lanche leve associado a um chá relaxante, porque chás são excelentes opções naturais para promover o relaxamento e favorecer a qualidade do sono.

São compostos bioativos com efeito sedativo suave sobre o sistema nervoso central, podendo inclusive ajudar na diminuição da insônia e da ansiedade, promovendo relaxamento sem causar sonolência.[184] Porém, é fundamental estar ciente das contraindicações dessas substâncias, especialmente em casos de gravidez, amamentação, interações medicamentosas e problemas de pressão arterial. O consumo deve ser sempre monitorado por um profissional especializado.

Nos últimos anos, o magnésio treonato tem ganhado atenção devido às propriedades de indução do sono e suporte à performance mental.[185] É um mineral essencial no funcionamento do organismo, especialmente para o sistema nervoso, já que atua em mais de trezentas reações bioquímicas, incluindo algumas envolvidas no relaxamento muscular, na ação de neurotransmissores e na regulação do ritmo circadiano, o que impacta diretamente o sono.[186]

A principal vantagem do magnésio treonato em relação a outras formas de magnésio é a capacidade de atravessar a barreira do cérebro de maneira mais eficiente, agindo no sistema nervoso central, sobretudo na desaceleração do metabolismo. O mineral atua ajudando a regular a produção de neurotransmissores ligados ao relaxamento, baixando os níveis de cortisol ao mesmo tempo que aumenta a sensibilidade do corpo à melatonina, o hormônio do sono. [187]

Na performance mental, o magnésio pode melhorar a memória por meio do fortalecimento das conexões entre neurônios diante de novos estímulos de aprendizagem. Isso parece estar relacionado com a ação em áreas do hipocampo, local de armazenamento das memórias recentes.[188] O uso do magnésio treonato como suplementação tem mostrado resultados animadores; no entanto, como qualquer substância, a dosagem e o uso dependem de questões individuais que exigem avaliação profissional.

Em se tratando de suplementação, não posso deixar de mencionar o uso indiscriminado do "suplemento da moda" quando o assunto é sono: melatonina sintética ou manipulada. Lembre-se do que abordamos anteriormente: a melatonina é um hormônio natural, cuja função principal é ajudar a regular o relógio biológico que organiza os ciclos de sono e vigília. Ela não induz o sono diretamente, mas sinaliza ao corpo que está na hora de dormir, facilitando o início do processo.

Muitas vezes, ela é indicada, com acompanhamento profissional, para crianças, idosos ou mulheres na menopausa. Porém, principalmente em adultos jovens saudáveis, a produção natural de melatonina já é normal, então o que atrapalha o sono não é a falta dela, e sim o ambiente e o comportamento, como já vimos. Não adianta ingerir melatonina e se deitar mexendo no celular, jantar muito tarde ou não ter um ritual de relaxamento antes de dormir. Em muitos casos, o problema não é químico, é comportamental, por isso suplementar melatonina sem corrigir hábitos é como tentar ouvir uma melodia suave em meio a um canteiro de obras.

Nunca use qualquer tipo de suplemento sem uma avaliação médica prévia embasada em um estudo metabólico individual.

★★★

A intenção deste capítulo não foi revelar um suplemento mágico ou sugerir uma dieta genérica, pelo simples fato de que isso não existe. Cada pessoa é única, com uma rotina, um volume de estresse diário e uma capacidade específica de recarregar a própria energia.

Talvez você nem precise de suplementação. Talvez não precise se alimentar entre as refeições principais. Ou, quem sabe, não consiga ficar sem aquele lanche no meio do dia. Tudo isso é muito pessoal e válido. O que realmente importa é que este conteúdo desperte em você o senso crítico de se conhecer melhor, de olhar com mais atenção para o tipo e a quantidade de energia que está colocando para dentro do corpo. O excesso de energia na forma de nutrientes adoece e favorece o ganho de peso. Por isso, comer apenas o suficiente e com qualidade é uma filosofia de vida de pessoas que dominam a gestão da própria energia. Também é um sinal de que o sono e o foco estão bem regulados.

Mesmo que muito do que discutimos aqui pareça evidente, na era da sociedade da exaustão o óbvio precisa ser dito diversas vezes, porque, se alguém diz que "sabe, mas não faz", então não sabe.

Durma bem, desenvolva foco e coma melhor.

CAPÍTULO

13

NÃO HÁ REFORMA SEM DERRUBAR ALGUMAS PAREDES

"A vida não consiste em encontrar a si mesmo, mas em criar a si mesmo."

Bernard Shawn*

* Frase comumente atribuída a Bernard Shaw, romancista, contista, ensaísta e jornalista irlandês.

Em um passado remoto, erupções vulcânicas massivas e terremotos estrondosos alteravam ciclicamente o ambiente do planeta, elevavam densas cortinas de fumaça na atmosfera, impedindo a luz solar e frustrando a fotossíntese, a síntese basal da vida. Em algum momento, 95% das espécies animais e vegetais foram extintas. Mesmo destroçada e reduzida a restos, a vida sempre encontrou um caminho para voltar a florescer.[189] Resiliência adaptativa e persistência parecem ser forças inexoráveis da natureza, uma herança poderosa oculta nos genes de todos os seres vivos e pronta para ser resgatada em momentos de transformação. A vida pode ser mutante apenas porque é criativa. De ciclo em ciclo, transmuta-se em formas renovadas.

Assim são as pessoas, as vidas e os negócios. Um tsunâmi colossal pode devastar a vida de alguém, mas diante da ruína forças interiores inabaláveis se revelam. Uma delas é a esperança. Juntamente com o estresse, que nos lança para fora da zona de conforto, a esperança é uma força motriz da transformação. Estresse e esperança são dois mecanismos inexoráveis que a natureza usa para moldar os seres humanos.

O estresse nos desafia, nos empurra ao limite, faz nosso coração acelerar e nosso corpo tremer diante do desconhecido. É o fogo que queima nossas certezas e nos obriga a mudar. A esperança acende a luz no fim do túnel e traz, depois da dor, o alento. Juntas, essas forças nos tornam mais humanos, nos fazem sentir vivos, nos impulsionam na busca de significado. Sem estresse não haveria urgência. Sem esperança não existiria determinação.

Como seres inteligentes, temos a vantagem consciente de utilizar preventivamente essas forças. Por que esperar que tudo desabe para acessar potenciais de caráter individual? Mudanças precisam ser feitas o tempo todo. À primeira vista, geram medo e receio, mas pular da cama e abrir a janela é o primeiro ato para deixar a luz entrar, porque janelas fechadas não revelam paisagens. Somente quando contemplamos as possibilidades no horizonte é que destravamos nossas forças adaptativas.

O economista austríaco Joseph Schumpeter chamou brilhantemente essa necessidade de mudança contínua de "destruição criativa".[190] Embora ele tenha construído esse conceito para o mundo dos negócios, a "destruição criativa" tem uma afinidade profunda com a teoria da evolução de

Darwin e, por fim, com nossa constante transformação como seres humanos inteligentes.

Um exemplo clássico da destruição criativa nos mercados foi a transição dos telefones celulares para os smartphones. Inicialmente, os celulares nasceram como simples dispositivos de comunicação, mas a invenção do smartphone, com funcionalidades como acesso à internet, câmeras fotográficas avançadas e uma infinidade de aplicativos, modificou completamente o mercado. O smartphone "destruiu" os modelos tradicionais de celular ao mesmo tempo que gerou um ciclo de inovação e crescimento para a indústria de tecnologia, mudando nossos hábitos e o ritmo da realidade. Em algum momento, os smartphones também serão criativamente "destruídos", porque a evolução continuará.

No modelo da maturidade pessoal, destruir-se criativamente é o poder de implodir formas antigas de comportamento em favor de novos modelos mais bem adaptados à realidade desejada. Apesar de o conceito da destruição criativa ter raízes na economia, não podemos separá-lo do comportamento humano, já que todos estamos inseridos em um colossal mercado global em constante "destruição criativa". O que restará de nós, se não soubermos nos transformar com ele? Assim como os mercados exigem a ruptura de padrões superados para prosperar, somos chamados a abandonar velhos hábitos e crenças limitantes para buscar um melhor desempenho na vida. Não adianta insistir nos telefones celulares, que agora são peças de museu; devemos contemplá-los como uma fase superada de aprendizado.

Assim como na vida, a destruição criativa é um processo contínuo de metamorfismo em que galhos podados geram novos ramos em diferentes direções. Talvez Schumpeter tenha descrito uma forma mercadológica da teoria de Darwin. A ideia central, de alguma maneira, continua sendo a mesma: a destruição criativa de um mecanismo em favor de outro renovado. Para Darwin, assim como para Schumpeter, não é o mais forte que prevalece, e sim o que melhor se adapta.

Quando o grande meteoro explodiu na Península de Yucatán, há 60 milhões de anos, não foram os imponentes dinossauros que prevaleceram, e sim alguns pequenos mamíferos que não exerciam qualquer protagonismo, mas eram organismos com ciclos versáteis de energia. Entre eles estavam formas primitivas de primatas que, muito tempo depois, construíram grandes cidades tecnológicas. Se o mesmo meteoro chegasse hoje, é provável que os complexos humanos dessem lugar a baratas e ratos, que são organismos mais flexíveis na gestão da energia, adaptados pela natureza para sepultar passados.

Nos campos pessoal e profissional, o mundo moderno espera de nós uma constante adaptação da energia produzida em nosso corpo. O motivo é simples: se tudo está em movimento, não existem ciclos estáticos de energia, então permanecer parado significa não apenas estagnação, mas também retrocesso. De tempos em tempos, somos convidados, por bem ou por mal, a assumir uma "destruição criativa" pessoal. Ninguém pode fazê-la senão nós mesmos. O medo da mudança, embora natural, não deve suprimir o vigor da esperança. Aprender a carregar nossos medos aonde quer que vamos é uma necessidade para o progresso; afinal, à beira do precipício, a vista é mais abrangente.

Na sociedade da exaustão, comprar uma vida mais serena no futuro exige dormir um pouco menos por um tempo, ruminar algumas doses de angústias e desgastar a engrenagem biológica mais do que ela foi construída para suportar. Todavia, o que deve ficar claro, acima de tudo, é que esse estilo de vida precisa ter uma data de validade para acabar. É preciso estabelecer limites e, principalmente, estratégias para restaurar a energia física e mental.

Dormir cinco ou seis horas por noite por muitos meses ou anos, alimentar-se mal e infligir ao cérebro doses extras de estresse são comportamentos profundamente onerosos que consomem o resto da energia que já não temos. Adicionar a essa receita álcool, excesso de telas e falta de exercícios físicos é um convite provável para uma vida mais curta ou uma longevidade patológica. Se você ainda não está administrando essas coisas, é porque não está incomodado com isso ou simplesmente não adquiriu juízo crítico suficiente.

Em uma destruição criativa fértil, espera-se que um caminho acidentado seja pavimentado com mais serenidade, assentando as pedras do estresse e dissipando o pó da escassez emocional. Isso só é viável quando administramos a produção da energia inserindo fatores de controle como estratégias de recarga na rotina. Em outras palavras, criamos uma rotina de recarga da energia em nossa própria rotina. Quando fazemos isso, naturalmente "destruímos" gargalos invisíveis que roubam a energia física e desfalcam as funções nobres de performance mental e emocional.

Assim como não podemos fugir da rotina intensa, não conseguimos controlar muitos dos eventos com os quais somos confrontados. Ninguém se safa de noites maldormidas ou da escassez emocional gerada por questões pontuais. Ainda assim, não perca muito tempo se lamentando nelas. Na festa da vida, dance a música que estiver tocando. Independentemente do ritmo, continue mantendo o foco e controle seu apetite. Mesmo que a insônia situacional esteja martirizando você por algumas noites, saiba que, se você dormiu bem um dia, é porque pode voltar a fazê-lo. Antes de recorrer a remédios para dormir ou emagrecer, busque formas naturais de fazer isso. O custo financeiro e biológico é muito menor.

Por essa razão, criar componentes sob nosso controle pode suavizar os efeitos do que não podemos mudar. Que tal integrar uma nova rotina dentro da rotina habitual, com elementos voltados para melhorar a qualidade do sono, assumir o comando do que come e reservar momentos para treinar o cérebro, assim como treina o corpo? Esses fatores de controle proporcionam uma "destruição criativa" na rotina intensa, uma maneira de transformar fragmentos de desordem em fontes de energia.

Criar uma rotina na rotina é aceitar que o excesso de telas causa insônia e que ter um chocolate no armário gera impulso. Trata-se de calcular o quanto um comportamento pode custar em "moeda energética" no futuro. Tente estimar o quanto seus hábitos vêm sendo influenciados pelo fenômeno da hiperconexão digital, calculando como seu desempenho está abaixo do que poderia mesmo gastando o dobro de energia.

A destruição criativa consiste em assumir o controle da energia individual, com a consciência de que a verdadeira resiliência ao estresse não está em quanto resistimos, e sim em como nos recarregamos. Esse é o caminho para uma vida de qualidade.

Neste livro, entreguei tudo de que você precisa para criar uma rotina de recarga da energia em sua rotina exigente. Sempre que sentir necessidade, volte aos capítulos sobre sono, foco e alimentação para resgatar dicas valiosas em sua destruição criativa. Busque ajustar seus comportamentos a seu ritmo e sem pressa, sempre tendo em mente a sabedoria popular: "Seu comportamento no deserto determinará o tempo que você ficará nele". Na vida, pagamos exatamente a energia que devemos e recebemos a que recarregamos. Nenhuma moeda a mais nem a menos.

Entretanto, comportamentos automáticos e inconscientes são persuasivos e traiçoeiros, então nunca tente acabar com eles de vez. Escolha criar momentos discretos de inovação na rotina e, com o tempo, perceba o quanto isso agrega em seu bem-estar. Uma das definições mais claras sobre isso foi feita por Mark Twain: "A gente não se liberta de um hábito atirando-o pela janela, é preciso fazê-lo descer a escada degrau por degrau".[191]

Treine seu cérebro no metapensamento, aprenda a pensar em seus pensamentos. Não se fixe a emoções ou sentimentos, assim como nunca os evite. Receba com abertura, identifique com clareza, aceite com coragem e liberte em seguida. Compreenda que seu próximo nível exige a atualização de arquivos mentais corrompidos. Lembre-se: quanto melhor é a gestão da energia pelo sono saudável e o desenvolvimento do foco, mais rápido as feridas emocionais cicatrizam.

Acima de tudo, entenda que os piores infortúnios da vida não são causados por grandes erros ou tragédias, mas por pequenos comportamentos destrutivos praticados um pouco todos os dias. Somos o que fazemos repetidamente, então adote uma postura crítica e alcance a autoconsciência necessária para trabalhar repetições e fraquezas. Esteja ciente de que a mente errante constrói narrativas exageradas e seduções irresistíveis para tentar convencê-lo.

Por isso, pratique mindfulness. Fortaleça os circuitos cerebrais do controle emocional e da tomada de decisão. Preste atenção no momento presente com foco no que estiver fazendo, nos cheiros, nos sons, nos movimentos de seu corpo e no ambiente. Isso pode parecer simples, mas tem efeitos impressionantes para a clareza mental e a redução do estresse. Desfrute estar em sua própria presença, porque ela tem muito a dizer sobre você mesmo e o mundo.

Agora que você é capaz de exercitar a plenitude da mente com abertura e gentileza, permita-se compreender por que certos pensamentos e emoções insistem em surgir. Reconheça-os. E então, com leveza, liberte-os para o Universo, pois não faz sentido remoê-los mais. Em pouco tempo, você vai se perceber mais leve, mais inteiro, mais renovado.

Está claro em sua mente que o desenvolvimento do foco é o pilar da lucidez e da serenidade para observar a realidade como de fato ela é, e não como você imaginava que fosse. Finalmente, você dá mais valor ao percurso do que ao destino final, valorizando o que já tem, e não apenas o que deseja. Serenidade é ser cortês consigo mesmo. A prática da compaixão desenvolveu isso em você.

Você agora escolhe palavras construtivas para usar consigo mesmo e com as outras pessoas. Sua empatia é uma habilidade social que chama a atenção. As palavras que escolhe para definir a realidade e a si mesmo impactam profundamente sua produtividade. Perguntas e palavras são motores da mudança. Antes você se questionava: "Por que não consigo mais dormir?". Agora diz: "Como posso dormir ainda melhor?". No passado, você se frustrava: "Será que nunca vou conseguir me controlar para comer melhor?". Agora sabe: "O que poderia comer hoje para me sentir saudável?". Boas perguntas são as portas de entrada para uma destruição criativa próspera.

Em resumo, são pequenas mudanças que, com o tempo, exercem um impacto impressionante. Você começou identificando seu cronótipo e ajustando uma rotina de sono, indo dormir sempre no mesmo horário. No início, foi um pouco difícil, porque sua rotina estava desregulada, mas você evoluiu.

Você deu um golpe de mestre na rotina. Priorizou a qualidade do sono e depois alcançou uma boa quantidade dele. Preparou seu leito sagrado para dormir como anjo. Sua cama já era confortável, mas você nem a percebia, porque se deitava com um smartphone na mão. Agora, longe dos eletrônicos à noite, em um ambiente com mínima luz e temperatura amena, você desfruta de um descanso revigorante.

Antes, pela manhã, você acordava aos trancos. Hoje, se concede cinco minutos para ficar em silêncio consigo mesmo e praticar o ritual do despertar. Seu desempenho pessoal e profissional ficou mais claro e previsível quando você passou a visualizar seus passos em detalhes antes de entrar no jogo.

Agora que você já conhece melhor seu corpo e sua mente, sabe que seu cronótipo ajuda a determinar os picos produtivos, por isso mantém a alimentação alinhada a eles. Também consome alimentos mais naturais e evita picos glicêmicos que prejudicam o corpo e o cérebro. No passado, quando você comia muito mal, foi inteligente em não fazer mudanças radicais na dieta. Ajustou seus passos aos poucos, como uma criança aprendendo a andar, substituindo aquele lanche industrializado por uma fruta, e passou a alternar diferentes fontes de carboidratos, proteínas e fibras. Depois, reduziu gradualmente as porções e, hoje, come de tudo, mas de tudo um pouco.

Após reorganizar melhor a semana e criar uma nova rotina de energia, de acordo com a demanda, tem utilizado com inteligência o estado de flow e a serenidade criativa. Ao se permitir momentos de pausa e reflexão espontânea em intervalos oportunos e adentrar o estado de flow no pico produtivo, você abre espaços para a mente criativa se expandir. Continue desbloqueando a criatividade, estudando e mantendo interesse por novos aprendizados e deixe o resto nas mãos do sono REM. Leia mais e indique livros como este para pessoas que precisem deles.

Enfim, descobrimos que não existe uma fórmula para consolidar uma rotina de energia dentro da rotina convencional. Cada um sabe os pontos que precisa inserir e remover. Você conseguiu porque nunca tentou imitar o caminho de ninguém. Você foi único e desenvolveu o seu. Cada pessoa tem o próprio tempo, então é preciso esquecer a ideia de que cada dia tem que ser melhor que o anterior. Há tempos mais agitados, nos quais se anda em círculos, assim como em outros é necessário dar alguns passos para trás. O importante é manter o rumo e o ritmo!

Não há reforma sem derrubar algumas paredes. Não há renovação sem descartar coisas velhas. Lide com a escassez emocional sob o princípio da humanidade compartilhada: todos temos as mesmas dores, mas em realidades diferentes. Mantenha-se consistente com seu propósito e veja sua produtividade decolar. Nunca se esqueça de que foi a persistência que trouxe os homens da Idade da Pedra até o ápice tecnológico atual. Insista em sua destruição criativa. Celebre cada conquista e, sobretudo, seja grato.

Valorize-se como um ser humano exclusivo e incomparável. Você é um código genético inédito que nunca se repetiu e nunca se repetirá. Cada pessoa é particularmente insubstituível. Cada um de nós é um conjunto de pensamentos diferentes.

A verdadeira magia está na constância das pequenas ações. Durma oito horas, coma bem e mantenha o foco na saúde física, mental e emocional. Recarregar é mais importante do que resistir.

Honre a vida como um constante movimento de adaptação em que você só tem duas variáveis: sua energia e o tempo que passa. A cada destruição criativa, pergunte-se: "Como vou me sentir ao fazer uma mudança necessária?". E, mais importante: "Como vou me sentir se não a fizer?".

O poder de decisão é seu, mas o encontro entre a versão que você escolheu ser e a versão que poderia ter sido é inevitável. Metapense: qual versão você vai escolher ser?

REFERÊNCIAS

[1] WALKER, M. P.; VAN DER HELM, E. Overnight therapy? The role of sleep in emotional brain processing. **Psychological Bulletin**, Washington, DC, v. 135, n. 5, p. 731-748, 2009. Disponível em: https://doi.org/10.1037/a0016570. Acesso em: 10 jun. 2025.

[2] VAN CAUTER, E. *et al*. Metabolic consequences of sleep and sleep loss. **Sleep Medicine**, v. 9, Supl. 1, p. S23-S28, 2008. Disponível em: https://doi.org/10.1016/S1389-9457(08)70013-3. Acesso em: 10 jun. 2025.

[3] EDMONDSON, D. R.; MATTHEWS, L. M. Does sleep really matter? Examining sleep among salespeople as boundary role personnel for key job factors. **Journal of Business-to-Business Marketing**, v. 27, n. 1, p. 71-79, 2020. Disponível em: https://doi.org/10.1080/1051712X.2020.1713557. Acesso em: 10 jun. 2025.

[4] HARRISON, Y.; HORNE, J. A. One night of sleep loss impairs innovative thinking and flexible decision making. **Organizational Behavior and Human Decision Processes**, San Diego, v. 78, n. 2, p. 128-145, 1999. Disponível em: https://doi.org/10.1006/obhd.1999.2827. Acesso em: 10 jun. 2025.

[5] FRYER, B. Sleep deficit: the performance killer. **Harvard Business Review**, Boston, v. 84, n. 10, p. 53-59, 2006. Disponível em: https://hbr.org/2006/10/sleep-deficit-the-performance-killer. Acesso em: 10 jun. 2025.

[6] BAKOUR, C.; NIETO, F. J.; PETERSEN, D. J. Sleep in human and cultural evolution. *In*: NIETO, F. J.; PETERSEN, D. J. (ed.). **Foundations of sleep health**. Cambridge: Academic Press, 2022. cap. 2. Disponível em: https://www.sciencedirect.com/science/article/abs/pii/B9780128155011000041?via%3Dihub. Acesso em: 10 jun. 2025.

[7] *Ibidem*.

[8] SINDEPRESTEM. **1 em cada 5 profissionais estão insatisfeitos com desequilíbrio entre vida pessoal e profissional**. São Paulo, 31 mar. 2023. Disponível em: https://sindeprestem.com.br/1-em-cada-5-profissionais-estao-insatisfeitos-com-desequilibrio-entre-vida-pessoal-e-profissional. Acesso em: 10 jun. 2025.

[9] BRASIL. Ministério da Saúde. **Você já teve insônia?** Saiba que 72% dos brasileiros sofrem com alterações no sono. Brasília, 17 mar. 2023. Disponível em: https://www.gov.br/saude/pt-br/assuntos/noticias/2023/marco/voce-ja-teve-insonia-saiba-que-72-dos-brasileiros-sofrem-com-alteracoes-no-sono. Acesso em: 10 jun. 2025.

[10] MORIN, C. M. *et al*. Epidemiology of insomnia: prevalence, self-help treatments, consultations, and determinants of help-seeking behaviors. **Sleep Medicine**, v. 7, n. 2, p. 123-130, 2006. Disponível em: https://doi.org/10.1016/j.sleep.2005.08.008. Acesso em: 10 jun. 2025.

[11] NATIONAL SLEEP FOUNDATION. **How much sleep do we really need?** 2020. Disponível em: https://www.sleepfoundation.org/how-sleep-works/how-much-sleep-do-we-really-need. Acesso em: 16 jul. 2025.

[12] INSTITUTO DO SONO. **Dormir pouco e mal**: quais são as consequências à saúde? São Paulo, [2023?]. Disponível em: https://institutodosono.com/artigos-noticias/dormir-pouco-e-mal-quais-sao-as-consequencias-a-saude. Acesso em: 10 jun. 2025.

[13] PAN, Y. *et al*. The association between sleep deprivation and the risk of cardiovascular diseases: a systematic meta-analysis. **Biomedicine Reports**, v. 19, 2023. Disponível em: https://doi.org/10.3892/br.2023.1660. Acesso em: 16 jul. 2025.

[14] ZHAO, H. *et al*. Sleep duration and cancer risk: a meta-analysis of prospective studies. **Asian Pacific Journal of Cancer Prevention**, v. 14, n. 12, p. 7509-7515, 2013. Disponível em: https://doi.org/10.7314/APJCP.2013.14.12.7509. Acesso em: 16 jul. 2025.

[15] TAHERI, S. *et al*. Short sleep duration is associated with reduced leptin, elevated ghrelin, and increased body mass index. **PLoS Medicine**, v. 1, n. 3, 2004. Disponível em: https://doi.org/10.1371/journal.pmed.0010062. Acesso em: 16 jul. 2025.

[16] SPIEGEL, K. *et al*. Brief communication: sleep curtailment in healthy young men is associated with decreased leptin levels, elevated ghrelin levels, and increased hunger and appetite. **Annals of Internal Medicine**, v. 141, n. 11, p. 846-850, 2004. Disponível em: https://doi.org/10.7326/0003-4819-141-11-200412070-00008. Acesso em: 16 jul. 2025.

[17] VAN CAUTER, E. *et al*. *op. cit*.

[18] BONUCK, K. *et al*. Sleep-disordered breathing in a population-based cohort: behavioral outcomes at 4 and 7 years. **Journal of Pediatrics**, v. 129, n. 4, p. e857-e865, 2012. Disponível em: https://doi.org/10.1542/peds.2011-1402. Acesso em: 16 jul. 2025.

[19] MANFREDINI, D. *et al*. Self-reported bruxism and temporomandibular disorders: findings from two specialised centres. **Journal of Oral Rehabilitation**, v. 39, n. 5, p. 319-325, 2012. Disponível em: https://doi.org/10.1111/j.1365-2842.2011.02281.x. Acesso em: 16 jul. 2025.

[20] ZHU, Y. *et al*. Does "clock" matter in prostate cancer? **Cancer Epidemiology, Biomarkers & Prevention**, v. 15, n. 1, p. 3-5, 2006. Disponível em: https://doi.org/10.1158/1055-9965.EPI-05-0631. Acesso em: 16 jul. 2025.

[21] INTERNATIONAL AGENCY FOR RESEARCH ON CANCER (IARC) MONOGRAPHS VOL 124 GROUP. Carcinogenicity of night shift work. **The Lancet Oncology**, v. 20, n. 8, p. 1058-1059, 2019. Disponível em: https://doi.org/10.1016/S1470-2045(19)30455-3. Acesso em: 18 jul. 2025.

[22] SEOK, J. M.; YANG, K. I. Sleep and neuroimmunology: a narrative review. **Encephalitis**, v. 4, n. 3, p. 55-61, 2024. Disponível em: https://doi.org/10.47936/encephalitis.2024.00024. Acesso em: 16 jul. 2025.

[23] BESEDOVSKY, L.; LANGE, T.; BORN, J. Sleep and immune function. **Pflügers Archiv – European Journal of Physiology**, v. 463, n. 1, p. 121-137, 2012. Disponível em: https://doi.org/10.1007/s00424-011-1044-0. Acesso em: 16 jul. 2025.

[24] MULLINGTON, J. M. *et al*. Sleep loss and inflammation. **Best Practice & Research Clinical Endocrinology & Metabolism**, v. 24, n. 5, p. 775-784, 2010. Disponível em: https://doi.org/10.1016/j.beem.2010.08.014. Acesso em: 16 jul. 2025.

[25] LIM, J.; DINGES, D. F. A meta-analysis of the impact of short-term sleep deprivation on cognitive variables. **Psychological Bulletin**, v. 136, n. 3, p. 375-389, 2010. Disponível em: https://doi.org/10.1037/a0018883. Acesso em: 16 jul. 2025.
[26] KABAT-ZINN, J. **Full catastrophe living**: using the wisdom of your body and mind to face stress, pain, and illness. New York: Delacorte Press, 1990.
[27] HUFFINGTON, A. **Thrive**: the third metric to redefining success and creating a life of well-being, wisdom, and wonder. New York: Harmony Books, 2014.
[28] BARROS FILHO, C. de; MEUCCI, A. **A vida que vale a pena ser vivida**. Petrópolis: Vozes, 2010.
[29] POTTS, R. Environmental and behavioral evidence pertaining to the evolution of early *Homo*. **Current Anthropology**, Chicago, v. 53, Supl. 6, p. S299-S317, 2012. Disponível em: https://doi.org/10.1086/667704. Acesso em: 10 jun. 2025.
[30] KUDIELKA, B. M.; KIRSCHBAUM, C. Biological bases of the stress response. *In*: PARI, G. (ed.). **Stress and addiction**. Cambridge: Academic Press, 2007. p. 3-19. Disponível em: https://www.sciencedirect.com/science/article/abs/pii/B9780123706324500048?via%3Dihub. Acesso em: 10 jun. 2025.
[31] TWENGE, J. M. *et al*. Birth cohort increases in psychopathology among young Americans, 1938-2007: a cross-temporal meta-analysis of the MMPI. **Clinical Psychology Review**, v. 30, n. 2, p. 145-154, 2010. Disponível em: https://doi.org/10.1016/j.cpr.2009.10.005. Acesso em: 16 jul. 2025.
[32] NAVAL: seek wealth, not money or status. Entrevistador: Naval Ravikant. Entrevistado: Babak Nivi. *Podcast*. Disponível em: https://podcastnotes.org/naval-periscope-sessions/naval-nivi-2. Acesso em: 18 jul. 2025.
[33] GILBERT, P. **Terapia focada na compaixão**. Porto Alegre: Artmed, 2023.
[34] RECHTSCHAFFEN, A.; BERGMANN, B. M. Sleep deprivation in the rat by the disk-over-water method. **Behavioural Brain Research**, v. 69, n. 1-2, p. 55-63, 1995. Disponível em: https://doi.org/10.1016/0166-4328(95)00020-T. Acesso em: 12 jun. 2025.
[35] ORGANIZAÇÃO PAN-AMERICANA DA SAÚDE. **Aumenta o número de pessoas com depressão no mundo**. Washington, 23 fev. 2017. Disponível em: https://www.paho.org/pt/noticias/23-2-2017-aumenta-numero-pessoas-com-depressao-no-mundo. Acesso em: 12 jun. 2025.
[36] LOUZADA, M. L. da C. *et al*. Consumo de alimentos ultraprocessados no Brasil: distribuição e evolução temporal 2008-2018. **Revista de Saúde Pública**, São Paulo, v. 57, n. 1, 2023. Disponível em: https://doi.org/10.11606/s1518-8787.2023057004744. Acesso em: 16 jul. 2025.
[37] LEPROULT, R.; VAN CAUTER, E. Role of sleep and sleep loss in hormonal release and metabolism. *In*: LOCHE, S. *et al*. (ed.). **Pediatric Neuroendocrinology**. [*S. l.*]: Karger, 2010. p. 11-21. Disponível em: https://karger.com/books/book/2680/chapter-abstract/5758383/Role-of-Sleep-and-Sleep-Loss-in-Hormonal-Release. Acesso em: 16 jul. 2025.
[38] SAPOLSKY, R. **Comporte-se**: a biologia humana em nosso melhor e pior. São Paulo: Companhia das Letras, 2017.
[39] SHIMURA, A. *et al*. On workdays, earlier sleep for morningness and later wakeup for eveningness are associated with better work productivity. **Sleep Medicine**, v. 92, p. 73-80, 2022. Disponível em: https://doi.org/10.1016/j.sleep.2022.03.007. Acesso em: 12 jun. 2025.
[40] ABDULLAH, S. *et al*. Towards circadian computing: "early to bed and early to rise" makes some of us unhealthy and sleep deprived. *In*: ACM INTERNATIONAL JOINT CONFERENCE ON PERVASIVE AND UBIQUITOUS COMPUTING, 14. **Proceedings** [...]. New York: Association for Computing Machinery, 2014. p. 673-684. Disponível em: https://doi.org/10.1145/2632048.2632100. Acesso em: 16 jul. 2025.
[41] CONLIN, A. *et al*. The association between chronotype and wages at mid-age. **Economics & Human Biology**, v. 50, art. 101266, 2023. Disponível em: https://doi.org/10.1016/j.ehb.2023.101266. Acesso em: 12 jun. 2025.
[42] ROENNEBERG, T.; WIRZ-JUSTICE, A.; MERROW, M. **Munich Chronotype Questionnaire (MCTQ)**. 2015. Disponível em: https://www.med.upenn.edu/cbti/assets/user-content/documents/Munich%20Chronotype%20Questionnaire%20%28MCTQ%29.pdf. Acesso em: 12 jun. 2025.
[43] HORNE, J. A.; ÖSTBERG, O. **Morningness-Eveningness Questionnaire (MEQ)**. 1976. Disponível em: https://reference.medscape.com/calculator/829/morningness-eveningness-questionnaire-meq. Acesso em: 12 jun. 2025.
[44] MANSON, M. **F*deu geral**: um livro sobre esperança. Rio de Janeiro: Intrínseca, 2019.
[45] LINTON, S. J.; SHAW, W. S. Impact of psychological factors in the experience of pain. **Physical Therapy**, v. 91, n. 5, p. 700-11, 1 maio 2011. Disponível em: https://academic.oup.com/ptj/article-abstract/91/5/700/2735743. Acesso em: 12 jun. 2025.
[46] GORCZYCA, R.; FILIP, R.; WALCZAK, E. Psychological aspects of pain. **Annals of Agricultural and Environmental Medicine**, v. 20, n. 1, p. 23-7, 2013. Disponível em: https://pubmed.ncbi.nlm.nih.gov/25000837. Acesso em: 12 jun. 2025.
[47] KING, C. D.; KEIL, A.; SIBILLE, K. T. Chronic pain and perceived stress. In: FINK, George (ed.). **Stress:** concepts, cognition, emotion, and behavior. London: Academic Press, 2016. Cap. 52.
[48] HERMAN, J. P.; MCKLVEEN, J. M.; GHOSAL, S.; KOPP, B.; WULSIN, A.; MAKINSON, R.; SCHEIMANN, J.; MYERS, B. Regulation of the hypothalamic-pituitary-adrenocortical stress response. **Comprehensive Physiology**, v. 6, n. 2, p. 603-21, 15 mar. 2016. Disponível em: https://onlinelibrary.wiley.com/doi/10.1002/cphy.c150015. Acesso em: 12 jun. 2025.
[49] DREYER, J. K.; HERRIK, K. F.; BERG, R. W.; HOUNSGAARD, J. D. Influence of phasic and tonic dopamine release on receptor activation. **Journal of Neuroscience**, v. 30, n. 42, p. 14273-83, 20 out. 2010. Disponível em: https://www.jneurosci.org/content/30/42/14273. Acesso em: 12 jun. 2025.
[50] WRANGHAM, R. **Catching fire:** how cooking made us human. New York: Basic books, 2009.
[51] GILBERT, P. **Terapia focada na compaixão**: aplicações e prática clínica. Porto Alegre: Artmed, 2023.
[52] GREENE, A. Entrevista Rolling Stone: Stephen King. **Rolling Stone Brasil**, São Paulo, 21 set. 2018. Disponível em: https://rollingstone.com.br/artigo/stephen-king-. Acesso em: 10 jun. 2025.

53 BRUNELSON. Eric Clapton: "não sei como sobrevivi nos anos 70". **RockInTheHead**, São Paulo, 19 out. 2020. Disponível em: https://www.rockinthehead.com/single-post/eric-clapton-n%C3%A3o-sei-como-sobrevivi-nos-anos-70. Acesso em: 11 jun. 2025.

54 LALLY, P. *et al*. How are habits formed: modeling habit formation in the real world. **European Journal of Social Psychology**, v. 40, n. 6, p. 998-1009, 2010. Disponível em: https://doi.org/10.1002/ejsp.674. Acesso em: 11 jun. 2025.

55 JUNG, C. G. **Vida e pensamentos**. São Paulo: Martin Claret, 2002.

56 RAIZEN, D. *et al*. Lethargus is a *Caenorhabditis elegans* sleep-like state. **Nature**, London, v. 451, p. 569-572, 2008. Disponível em: https://doi.org/10.1038/nature06535. Acesso em: 16 jun. 2025.

57 HUBER, R. *et al*. Sleep homeostasis in *Drosophila melanogaster*. **Sleep**, Oxford, v. 27, n. 4, p. 628-639, 2004. Disponível em: https://doi.org/10.1093/sleep/27.4.628. Acesso em: 16 jun. 2025.

58 WOLLMUTH, E. M.; ANGERT, E. R. Microbial circadian clocks: host-microbe interplay in diel cycles. **BMC Microbiology**, v. 23, art. 124, 2023. Disponível em: https://doi.org/10.1186/s12866-023-02839-4. Acesso em: 11 jun. 2025.

59 PATTON, A. P.; HASTINGS, M. H.. The suprachiasmatic nucleus. **Current Biology**, v. 28, n. 15, p. R816-R822, 2018. Disponível em: https://doi.org/10.1016/j.cub.2018.06.052. Acesso em: 11 jun. 2025.

60 BRAINARD, G. C. *et al*. Action spectrum for melatonin regulation in humans: evidence for a novel circadian photoreceptor. **Journal of Neuroscience**, v. 21, n. 16, p. 6405-6412, 2001. Disponível em: https://doi.org/10.1523/JNEUROSCI.21-16-06405.2001. Acesso em: 16 jul. 2025.

61 CIPOLLA-NETO, J.; AMARAL, F. G. do. Melatonin as a hormone: new physiological and clinical insights. **Endocrine Reviews**, v. 39, n. 6, p. 990-1028, 2018. Disponível em: https://doi.org/10.1210/er.2018-00084. Acesso em: 11 jun. 2025.

62 LAZARUS, M. *et al*. Adenosine and sleep. *In*: LANDOLT, H.-P.; DIJK, D.-J. (ed.). **Sleep-wake neurobiology and pharmacology**. Cham: Springer, 2017. p. 359-381. (Handbook of Experimental Pharmacology, v. 253). Disponível em: https://link.springer.com/chapter/10.1007/164_2017_36. Acesso em: 11 jun. 2025.

63 DEATHERAGE, J. R.; RODEN, R. D.; ZOUHARY, K. Normal sleep architecture. **Seminars in Orthodontics**, v. 15, n. 2, p. 86-87, 2009. Disponível em: https://doi.org/10.1053/j.sodo.2009.01.002. Acesso em: 11 jun. 2025.

64 HE, Y. *et al*. The transcriptional repressor DEC2 regulates sleep length in mammals. **Science**, v. 325, n. 5942, p. 866-870, 2009. Disponível em: https://doi.org/10.1126/science.1174443. Acesso em: 16 jul. 2025.

65 Goel, N., Rao, H., Durmer, J. S., & Dinges, D. F. (2009). "Circadian Rhythms and Sleep in Human Performance." **Sleep Medicine Clinics**, 4(2), 271-294.

66 WILLIAMSON, A.; FEYER, A. Moderate sleep deprivation produces impairments in cognitive and motor performance equivalent to legally prescribed levels of alcohol intoxication. **Occupational and Environmental Medicine**, v. 57, n. 10, p. 649-655, out. 2000. Disponível em: https://doi.org/10.1136/oem.57.10.649. Acesso em: 11 jun. 2025.

67 KESSLER, R. C. *et al*. Insomnia and the performance of US workers: results from the America Insomnia Survey. **Sleep**, v. 34, n. 9, p. 1161-1171, 2011. Disponível em: https://doi.org/10.5665/SLEEP.1230. Acesso em: 16 jul. 2025.

68 HAFNER, M. *et al*. Why sleep matters – the economic costs of insufficient sleep: a cross-country comparative analysis. **RAND Health Quarterly**, Santa Monica, v. 6, n. 4, 2017. Disponível em: https://pubmed.ncbi.nlm.nih.gov/28983434. Acesso em: 16 jul. 2025.

69 UNITED STATES. National Highway Traffic Safety Administration. **Drowsy driving**. 2017. Disponível em: https://www.nhtsa.gov/risky-driving/drowsy-driving. Acesso em: 16 jul. 2025.

70 ASERINSKY, E.; KLEITMAN, N. Regularly occurring periods of eye motility and concomitant phenomena during sleep. **Science**, v. 118, n. 3062, p. 273-274, 1953. Disponível em: https://doi.org/10.1126/science.118.3062.273. Acesso em: 11 jun. 2025.

71 CHONG, P. L. H. *et al*. Sleep, cerebrospinal fluid, and the glymphatic system: a systematic review. **Sleep Medicine Reviews**, v. 61, p. 101572, 2022. Disponível em: https://doi.org/10.1016/j.smrv.2021.101572. Acesso em: 11 jun. 2025.

72 XIE, L. *et al*. Sleep drives metabolite clearance from the adult brain. **Science**, v. 342, n. 6156, p. 373-377, 2013. Disponível em: https://doi.org/10.1126/science.1241224. Acesso em: 11 jun. 2025.

73 *Ibidem*.

74 SPIRA, A. P. *et al*. Self-reported sleep and □-amyloid deposition in community-dwelling older adults. **JAMA Neurology**, v. 70, n. 12, p. 1537-1543, 2013. Disponível em: https://doi.org/10.1001/jamaneurol.2013.4258. Acesso em: 11 jun. 2025.

75 DIEKELMANN, S.; BORN, J. The memory function of sleep. **Nature Reviews Neuroscience**, v. 11, n. 2, p. 114-126, 2010. Disponível em: https://doi.org/10.1038/nrn2762. Acesso em: 16 jul. 2025.

76 NISHIDA, M. *et al*. REM sleep, prefrontal theta, and the consolidation of human emotional memory. **Cerebral Cortex**, v. 19, n. 5, p. 1158-1166, 2009. Disponível em: https://doi.org/10.1093/cercor/bhn155. Acesso em: 11 jun. 2025.

77 VAN DER HELM, E.; WALKER, M. P. Overnight therapy? The role of sleep in emotional brain processing. **Psychological Bulletin**, v. 135, n. 5, p. 731-748, 2009. Disponível em: https://doi.org/10.1037/a0016570. Acesso em: 11 jun. 2025.

78 *Ibidem*.

79 VAN DER HELM, E.; GUJAR, N.; WALKER, M. P. Sleep deprivation impairs the accurate recognition of human emotions. **Sleep**, v. 33, n. 3, p. 335-342, 2010. Disponível em: https://doi.org/10.1093/sleep/33.3.335. Acesso em: 16 jul. 2025.

80 GOLEMAN, D. **Inteligência emocional**: a teoria revolucionária que redefine o que é ser inteligente. Rio de Janeiro: Objetiva, 1995.

81 VAN DER HELM, E.; GUJAR, N.; WALKER, M. P. *op. cit*.

82 MARGUILHO, R. *et al*. Sleep and creativity: a literature review. *In*: MILCU, M.; MATOS, M. G. de M.; VASILESCU, I. P. (ed.). **Advanced research in health, education and social sciences**: towards a better practice. Bucareste: Editura Universitară, 2015. p. 131-140.

[83] CAI, D. J. *et al*. REM, not incubation, improves creativity by priming associative networks. **Proceedings of the National Academy of Sciences of the United States of America**, v. 106, n. 25, p. 10130-10134, 2009. Disponível em: https://www.pnas.org/doi/full/10.1073/pnas.0900271106. Acesso em: 11 jun. 2025.
[84] KOFFEL, E. A.; KOFFEL, J. B.; GEHRMAN, P. R. A meta-analysis of group cognitive behavioral therapy for insomnia. **Sleep Medicine Reviews**, v. 19, p. 6-16, 2015. Disponível em: https://doi.org/10.1016/j.smrv.2014.05.001. Acesso em: 16 jul. 2025.
[85] HIRSHKOWITZ, M. *et al*. National Sleep Foundation's sleep time duration recommendations: methodology and results summary. **Sleep Health**, v. 1, n. 1, p. 40-43, 2015. Disponível em: https://doi.org/10.1016/j.sleh.2014.12.010. Acesso em: 11 jun. 2025.
[86] PRACTICE parameters for the psychological and behavioral treatment of insomnia: an update. An American Academy of Sleep Medicine Report. **Sleep**, v. 29, n. 11, p. 1415-1419, 2006. Disponível em: https://doi.org/10.1093/sleep/29.11.1415. Acesso em: 16 jul. 2025.
[87] CIPOLLA-NETO, J.; AMARAL, F. G. do. *op. cit*.
[88] WITYK, J. Dynamos, boilers, and the costly copper of Edison's 1882 Pearl Street Station. **Project Design**, 7 jun. 2025. Disponível em: https://projectdesign.io/thomas-edisons-pearl-street-station. Acesso em: 18 jul. 2025.
[89] GOOLEY, J. J. *et al*. Exposure to room light before bedtime suppresses melatonin onset and shortens melatonin duration in humans. **The Journal of Clinical Endocrinology & Metabolism**, v. 96, n. 3, p. E463-E472, 2011. Disponível em: https://doi.org/10.1210/jc.2010-2098. Acesso em: 12 jun. 2025.
[90] BAEK, J.-H. *et al*. Artificial light at night and type 2 diabetes mellitus. **Diabetes & Metabolism Journal**, v. 48, n. 5, p. 847-863, 2024. Disponível em: https://www.e-dmj.org/journal/view.php?number=2879. Acesso em: 12 jun. 2025.
[91] LAN, L.; TSUZUKI, K.; LIU, Y. F.; LIAN, Z. W. Thermal environment and sleep quality: A review. **Energy and Buildings**, v. 149, p. 101-13, 2017. Disponível em: https://doi.org/10.4093/dmj.2024.0237. Acesso em: 12 jun. 2025.
[92] DO POST-LUNCH naps pump up memory and thinking skills? Mind & Mood. Harvard Health Publishing, 1 maio 2021. Disponível em: https://www.health.harvard.edu/mind-and-mood/do-post-lunch-naps-pump-up-memory-and-thinking-skills. Acesso em: 4 ago. 2025.
[93] SAMSON, D. R.; CRITTENDEN, A. N.; MABULLA, I. A.; MABULLA, A. Z. P.; NUNN, C. L. Chronotype variation drives night-time sentinel-like behaviour in hunter-gatherers. Proceedings of the Royal Society B: Biological Sciences, v. 284, 12 jul. 2017. Disponível em: https://royalsocietypublishing.org/doi/10.1098/rspb.2017.0967. Acesso em: 4 ago. 2025.
[94] NASKA, A.; OIKONOMOU, E.; TRICHOPOULOU, A.; PSALTOPOULOU, T.; TRICHOPOULOS, D. Siesta in healthy adults and coronary mortality in the general population. Archives of Internal Medicine, v. 167, n. 3, p. 296-301, 12 fev. 2007. Disponível em: https://jamanetwork.com/journals/jamainternalmedicine/fullarticle/411678. Acesso em: 4 ago. 2025.
[95] CAI, H.; SU, N.; LI, W.; LI, X.; XIAO, S.; SUN, L. Relationship between afternoon napping and cognitive function in the ageing Chinese population. General Psychiatry, v. 34, n. 1, 25 jan. 2021. Disponível em: https://gpsych.bmj.com/content/34/1/e100361. Acesso em: 4 ago. 2025
[96] CBS NEWS. Huffington talks sleep, "overbooked" HuffPost nap rooms. CBS News, 12 jun. 2012. Disponível em: https://www.cbsnews.com/news/huffington-talks-sleep-overbooked-huffpost-nap-rooms. Acesso em: 4 ago. 2025.
[97] HENRY, Z. 6 Companies (Including Uber) Where It's OK to Nap. Inc., 4 set. 2015. Disponível em: https://www.inc.com/zoe-henry/google-uber-and-other-companies-where-you-can-nap-at-the-office.html. Acesso em: 4 ago. 2025.
[98] CLARK, I.; LANDOLT, H. P. Coffee, caffeine, and sleep: a systematic review of epidemiological studies and randomized controlled trials. **Sleep Medicine Reviews**, v. 31, p. 70-78, 2017. Disponível em: https://doi.org/10.1016/j.smrv.2016.01.006. Acesso em: 12 jun. 2025.
[99] JIN, M.-J. *et al*. The relationship of caffeine intake with depression, anxiety, stress, and sleep in Korean adolescents. **Korean Journal of Family Medicine**, v. 37, n. 2, p. 111-116, 2016. Disponível em: https://doi.org/10.4082/kjfm.2016.37.2.111. Acesso em: 16 jul. 2025.
[100] DRAKE, C. *et al*. Caffeine effects on sleep taken 0, 3, or 6 hours before going to bed. **Journal of Clinical Sleep Medicine**, v. 9, n. 11, p. 1195-1200, 2013. Disponível em: https://doi.org/10.5664/jcsm.3170. Acesso em: 16 jul. 2025.
[101] HAASS, M.; KÜBLER, W. Nicotine and sympathetic neurotransmission. **Cardiovascular Drugs and Therapy**, v. 10, p. 657-665, 1997. Disponível em: https://doi.org/10.1007/BF00053022. Acesso em: 12 jun. 2025.
[102] CAVINESS, C. M.; ANDERSON, B. J.; STEIN, M. D. Impact of nicotine and other stimulants on sleep in young adults. **Journal of Addiction Medicine**, v. 13, n. 3, p. 209-214, 2019. Disponível em: https://doi.org/10.1097/ADM.0000000000000481. Acesso em: 12 jun. 2025.
[103] HU, N. *et al*. Smoking and incidence of insomnia: a systematic review and meta-analysis of cohort studies. **Public Health**, v. 198, p. 324-331, 2021. Disponível em: https://doi.org/10.21203/rs.3.rs-27889/v2. Acesso em: 16 jul. 2025.
[104] HE, S.; HASLER, B. P.; CHAKRAVORTY, S. Alcohol and sleep-related problems. **Current Opinion in Psychology**, v. 30, p. 117-122, 2019. Disponível em: https://doi.org/10.1016/j.copsyc.2019.03.007. Acesso em: 16 jul. 2025.
[105] THOMPSON, L. M. *et al*. Alcohol use predicts longer but more fragmented sleep: a daily diary study of alcohol, sleep, and PTSD in nurses. **International Journal of Behavioral Medicine**, p. 1-12, 2024. Disponível em: https://doi.org/10.1007/s12529-024-10308-z. Acesso em: 12 jun. 2025.
[106] DVORAK, R. D. *et al*. Alcohol use and alcohol-related consequences: associations with emotion regulation difficulties. **The American Journal of Drug and Alcohol Abuse**, v. 40, n. 2, p. 125-130, 2014. Disponível em: https://doi.org/10.3109/00952990.2013.877920. Acesso em: 16 jul. 2025.
[107] RONSIVALLE, V. *et al*. Prevalence of bruxism in alcohol abusers: a systematic review conducted according to PRISMA guidelines and the Cochrane Handbook for Systematic Reviews of Interventions. **BMC Oral Health**, v. 24, n. 1, p. 108, 2024. Disponível em: https://doi.org/10.1186/s12903-024-03862-1. Acesso em: 16 jul. 2025.

[108] BURGOS-SANCHEZ, C. *et al*. Impact of alcohol consumption on snoring and sleep apnea: a systematic review and meta-analysis. **Otolaryngology–Head and Neck Surgery**, v. 163, n. 6, p. 1078-1086, 2020. Disponível em: https://doi.org/10.1177/0194599820931087. Acesso em: 16 jul. 2025.
[109] IAO, S. *et al*. Associations between bedtime eating or drinking, sleep duration and wake after sleep onset: findings from the American time use survey. **British Journal of Nutrition**, v. 127, n. 12, p. 1888-1897, 2022. Disponível em: https://doi.org/10.1017/S0007114521003597. Acesso em: 16 jul. 2025.
[110] HAFNER, M. *et al. op. cit*.
[111] KOKKA, I. *et al*. Exploring the effects of problematic internet use on adolescent sleep: a systematic review. **International Journal of Environmental Research and Public Health**, v. 18, n. 2, p. 760, 2021. Disponível em: https://doi.org/10.3390/ijerph18020760. Acesso em: 12 jun. 2025.
[112] KIM, S. Y. *et al*. Lack of sleep is associated with internet use for leisure. **PLOS One**, v. 13, n. 1, e0191713, 2018. Disponível em: https://doi.org/10.1371/journal.pone.0191713. Acesso em: 12 jun. 2025.
[113] YANG, J. *et al*. Association of problematic smartphone use with poor sleep quality, depression, and anxiety: a systematic review and meta-analysis. **Psychiatry Research**, v. 284, 112686, 2020. Disponível em: https://doi.org/10.1016/j.psychres.2019.112686. Acesso em: 12 jun. 2025.
[114] KRISHNAN, B.; SANJEEV, R. K.; LATTI, R. G. Quality of sleep among bedtime smartphone users. **International Journal of Preventive Medicine**, v. 11, n. 1, p. 114, 2020. Disponível em: https://doi.org/10.4103/ijpvm.IJPVM_266_19. Acesso em: 12 jun. 2025.
[115] CHANG, A.-M. *et al*. Evening use of light-emitting eReaders negatively affects sleep, circadian timing, and next-morning alertness. **Proceedings of the National Academy of Sciences**, v. 112, n. 4, p. 1232-1237, 2015. Disponível em: https://doi.org/10.1073/pnas.1418490112. Acesso em: 12 jun. 2025.
[116] WANG, F.; BOROS, S. The effect of physical activity on sleep quality: a systematic review. **European Journal of Physiotherapy**, v. 23, n. 1, p. 11-18, 2021. Disponível em: https://doi.org/10.1080/21679169.2019.1623314. Acesso em: 16 jul. 2025.
[117] CHRYSANT, S. G. Effects of physical activity on sleep quality and wellbeing. **Hospital Practice**, v. 52, n. 1-2, p. 13-18, 2024. Disponível em: https://doi.org/10.1080/21548331.2024.2320069. Acesso em: 12 jun. 2025.
[118] CAMPOS, A. C. IBGE: 40,3% dos adultos são considerados sedentários no país. **Agência Brasil**, 18 nov. 2020. Disponível em: https://agenciabrasil.ebc.com.br/saude/noticia/2020-11/ibge-403-dos-adultos-sao-considerados-sedentarios-no-brasil. Acesso em: 19 jul. 2025.
[119] DE NYS, L. *et al*. The effects of physical activity on cortisol and sleep: a systematic review and meta-analysis. **Psychoneuroendocrinology**, v. 143, 2022. Disponível em: https://doi.org/10.1016/j.psyneuen.2022.105843. Acesso em: 12 jun. 2025.
[120] LIN, T.-W.; KUO, Y.-M. Exercise benefits brain function: the monoamine connection. **Brain Sciences**, v. 3, n. 1, p. 39-53, 2013. Disponível em: https://doi.org/10.3390/brainsci3010039. Acesso em: 12 jun. 2025.
[121] RIZZOLATTI, G. *et al*. Premotor cortex and the recognition of motor actions. **Cognitive Brain Research**, v. 3, n. 2, p. 131-141, 1996. Disponível em: https://doi.org/10.1016/0926-6410(95)00038-0. Acesso em: 16 jul. 2025.
[122] RIZZOLATTI, G.; CRAIGHERO, L. The mirror-neuron system. **Annual Review of Neuroscience**, v. 27, n. 1, p. 169-192, 2004. Disponível em: https://doi.org/10.1146/annurev.neuro.27.070203.144230. Acesso em: 12 jun. 2025.
[123] JEE, K. The strange visualization technique that made Michael Phelps unstoppable. **Medium**, 27 fev. 2025. Disponível em: https://medium.com/%40kenneth.b.jee/the-strange-visualization-technique-that-made-michael-phelps-unstoppable-0b959f5243ed. Acesso em: 19 jul. 2025.
[124] USAIN Bolt: a deep dive into the daily routine, fitness, and nutrition of the world's fastest man. **Pure Health Zone**, 13 fev. 2025. Disponível em: https://purehelthzone.com/2025/02/13/usain-bolt-a-deep-dive-into-the-daily-routine-fitness-and-nutrition-of-the-worlds-fastest-man/. Acesso em: 19 jul. 2025.
[125] KHANNA, R. What it's like to be mentored by Richard Branson, by someone who wasn't. **Entrepreneur**, 6 abr. 2018. Disponível em: https://www.entrepreneur.com/growing-a-business/what-its-like-to-be-mentored-by-richard-branson-by/311575. Acesso em: 19 jul. 2025.
[126] QUOTE origin: whether you believe you can do a thing or not, you are right. **Quote Investigator**, 3 fev. 2015. Disponível em: https://quoteinvestigator.com/2015/02/03/you-can/. Acesso em: 19 jul. 2025.
[127] Tradução livre. Original: *"Almost everything will work again if you unplug it for a few minutes, including you."* LAMOTT, A. **Almost everything**: notes on hope. Edinburgh; London: Canongate Books, 2019.
[128] MENON, V. 20 years of the default mode network: a review and synthesis. **Neuron**, v. 111, n. 16, p. 2469-2487, 2023. Disponível em: https://doi.org/10.1016/j.neuron.2023.04.023. Acesso em: 12 jun. 2025.
[129] KILLINGSWORTH, M. A.; GILBERT, D. T. A wandering mind is an unhappy mind. **Science**, v. 330, n. 6006, p. 932, 2010. Disponível em: https://doi.org/10.1126/science.1192439. Acesso em: 12 jun. 2025.
[130] DAVIDSON, R. J.; BEGLEY, S. **The emotional life of your brain**: how its unique patterns affect the way you think, feel, and live – and how you can change them. New York: Hudson Street Press, 2012.
[131] DAVIDSON, R. J.; MCEWEN, B. S. Social influences on neuroplasticity: stress and interventions to promote well-being. **Nature Neuroscience**, v. 15, n. 5, p. 689-695, 2012. Disponível em: https://doi.org/10.1038/nn.3093. Acesso em: 16 jul. 2025.
[132] KABAT-ZINN, J. *op. cit*.
[133] CALDERONE, A. *et al*. Neurobiological changes induced by mindfulness and meditation: a systematic review. **Biomedicines**, v. 12, n. 11, 2024. Disponível em: https://doi.org/10.3390/biomedicines12112613. Acesso em: 16 jul. 2025.
[134] GOYAL, M. *et al*. Meditation programs for psychological stress and well-being: a systematic review and meta-analysis. **JAMA Internal Medicine**, v. 174, n. 3, p. 357-368, 2014. Disponível em: https://doi.org/10.1001/jamainternmed.2013.13018. Acesso em: 16 jul. 2025.

[135] DAVIDSON, R. J. *et al.* Alterations in brain and immune function produced by mindfulness meditation. **Psychosomatic Medicine**, v. 65, n. 4, p. 564-570, 2003. Disponível em: https://doi.org/10.1097/01.PSY.0000077505.67574.E3. Acesso em: 12 jun. 2025.
[136] TAN, C. **Search inside yourself**. Yogyakarta: Bentang Pustaka, 2018.
[137] KABAT-ZINN, J. *op. cit.*
[138] LAZAR, S. *et al.* Meditation experience is associated with increased cortical thickness. **NeuroReport**, v. 16, n. 17, p. 1893-1897, 2005. Disponível em: https://doi.org/10.1097/01.wnr.0000186598.66243.19. Acesso em: 22 jul. 2025.
[139] MANDER, B. A.; WINER, J. R.; WALKER, M. P. Sleep and human aging. **Neuron**, v. 94, n. 1, p. 19-36, 2017. Disponível em: https://doi.org/10.1016/j.neuron.2017.02.004. Acesso em: 16 jul. 2025.
[140] LAZAR, S. *et al. op. cit.*
[141] PLAN like Evander Hollyfield. **Revolution Engineering**, 6 dez. 2023. Disponível em: https://revolutionmep.com/plan-like-evander-hollyfield/. Acesso em: 19 jul. 2025.
[142] KERR, C. E. *et al.* Mindfulness starts with the body: somatosensory attention and top-down modulation of cortical alpha rhythms in mindfulness meditation. **Frontiers in Human Neuroscience**, v. 7, 2013. Disponível em: https://doi.org/10.3389/fnhum.2013.00012. Acesso em: 6 jun. 2025.
[143] GOLEMAN, D. *op. cit.*
[144] DECETY, J.; JACKSON, P. L. The functional architecture of human empathy. **Behavioral and Cognitive Neuroscience Reviews**, v. 3, n. 2, p. 71-100, 2004. Disponível em: https://doi.org/10.1177/1534582304267187. Acesso em: 6 jun. 2025.
[145] VAN DER HELM, E.; GUJAR, N.; WALKER, M. P. *op. cit.*
[146] EKMAN, P. Emotions revealed. **BMJ**, v. 328, Suppl. S5, 2004. Disponível em: https://doi.org/10.1136/sbmj.0405184. Acesso em: 16 jul. 2025.
[147] RAKEL, D. **The compassionate connection**: the healing power of empathy and mindful listening. New York: W. W. Norton & Company, 2018.
[148] GERMER, C.; NEFF, K. Mindful self-compassion (MSC). *In*: IVTZAN, I. (org.). **Handbook of mindfulness-based programmes**: mindfulness interventions from education to health and therapy. London: Routledge, 2019. p. 357-367.
[149] LAZAR, S. *et al. op. cit.*
[150] GATES, B. Why I'm into meditation. **Gates Notes**, 3 dez. 2018. Disponível em: https://www.gatesnotes.com/the-headspace-guide-to-meditation-and-mindfulness. Acesso em: 19 jul. 2025.
[151] WORLD ECONOMIC FORUM. **Many business leaders meditate. It might be because it can help you make fewer mistakes**, 16 jun. 2022. Disponível em: https://www.weforum.org/stories/2022/06/meditation-and-mindfulness-benefits/. Acesso em: 19 jul. 2025.
[152] SCIPIONI, J. Billionaire Ray Dalio credits his success to 40 minutes of meditation per day: here's how he does it. **CNBC**, 20 DEZ. 2021. Disponível em: https://www.cnbc.com/2021/12/18/billionaire-ray-dalio-how-transcendental-meditation-helps-me-succeed.html. Acesso em: 19 jul. 2025.
[153] WINFREY, O. **What Oprah knows about the power of meditation**. Disponível em: https://www.oprah.com/inspiration/what-oprah-knows-about-the-power-of-meditation. Acesso em: 19 jul. 2025.
[154] VAIN, M. What I've learned: Sheryl Crow. **Esquire**, 28 mar. 2024. Disponível em: https://www.esquire.com/entertainment/music/a60314469/sheryl-crow-what-ive-learned/. Acesso em: 19 jul. 2025.
[155] SHALLCROSS, A. J. *et al.* Waking up to the problem of sleep: can mindfulness help? A review of theory and evidence for the effects of mindfulness for sleep. **Current Opinion in Psychology**, v. 28, p. 37-41, 2019. Disponível em: https://doi.org/10.1016/j.copsyc.2018.10.005. Acesso em: 16 jul. 2025.
[156] DAVIDSON, R. J. *et al.* Alterations in brain and immune function produced by mindfulness meditation. **Psychosomatic Medicine**, v. 65, n. 4, p. 564-570, 2003. Disponível em: https://doi.org/10.1097/01.PSY.0000077505.67574.E3. Acesso em: 16 jul. 2025.
[157] LAZAR, S. *et al. op. cit.*
[158] KOCH, I. *et al.* Cognitive structure, flexibility, and plasticity in human multitasking: an integrative review of dual-task and task-switching research. **Psychological Bulletin**, v. 144, n. 6, p. 557-583, 2018. Disponível em: https://doi.org/10.1037/bul0000144. Acesso em: 16 jul. 2025.
[159] WORRINGER, B. *et al.* Common and distinct neural correlates of dual-tasking and task-switching: a meta-analytic review and a neuro-cognitive processing model of human multitasking. **Brain Structure and Function**, v. 224, p. 1845-1869, 2019. Disponível em: https://doi.org/10.1007/s00429-019-01870-4. Acesso em: 16 jul. 2025.
[160] CSIKSZENTMIHALYI, M. **Flow**: the psychology of optimal experience. New York: Harper & Row, 1990.
[161] BEN-SHAHAR, T. **Happier**: learn the secrets to daily joy and lasting fulfillment. New York: McGraw-Hill, 2007. v. 1.
[162] SCHOOLER, J. W. *et al.* Meta-awareness, perceptual decoupling and the wandering mind. **Trends in Cognitive Sciences**, v. 15, n. 7, p. 319-326, 2011. Disponível em: https://doi.org/10.1016/j.tics.2011.05.006. Acesso em: 16 jul. 2025.
[163] GALMICHE, M. *et al.* Prevalence of eating disorders over the 2000-2018 period: a systematic literature review. **The American Journal of Clinical Nutrition**, v. 109, n. 5, p. 1402-1413, 2019. Disponível em: https://doi.org/10.1093/ajcn/nqy342. Acesso em: 6 jun. 2025.
[164] VAN CAUTER, E. *et al. op. cit.*
[165] SPIEGEL, K. *et al. op. cit.*
[166] XIAO, Q. *et al.* Long-term trajectories of sleep duration are associated with incident diabetes in middle-to-older-aged Black and White Americans. **Diabetologia**, v. 67, n. 9, p. 1853-1864, 2024. Disponível em: https://doi.org/10.1007/s00125-024-06202-8. Acesso em: 16 jul. 2025.
[167] SENDER, R.; FUCHS, S.; MILO, R. Revised estimates for the number of human and bacterial cells in the body. **PLoS Biology**, v. 14, n. 8, e1002533, 2016. Disponível em: https://doi.org/10.1371/journal.pbio.1002533. Acesso em: 6 jun. 2025.

[168] CRYAN, J. F.; DINAN, T. G. Mind-altering microorganisms: the impact of the gut microbiota on brain and behaviour. **Nature Reviews Neuroscience**, v. 13, n. 10, p. 701-712, 2012. Disponível em: https://doi.org/10.1038/nrn3346. Acesso em: 16 jul. 2025.

[169] XU, J. *et al*. *Lactocaseibacillus rhamnosus* zz-1 supplementation mitigates depression-like symptoms in chronic stress-induced depressed mice via the microbiota-gut-brain axis. **ACS Chemical Neuroscience**, v. 14, n. 6, p. 1095-1106, 2023. Disponível em: https://doi.org/10.1021/acschemneuro.2c00580. Acesso em: 16 jul. 2025.

[170] MCAULIFFE, K. **This is your brain on parasites**: how tiny creatures manipulate our behavior and shape society. Boston: Houghton Mifflin Harcourt, 2016.

[171] WANG, X.; et al. Food timing and its impact on weight gain: a review of the literature. **Frontiers in Physiology**, v. 9, p. 755, 2018.

[172] WNYC public radio. **Behold the most complicated object in the known universe:** Michio Kaku explores human brain. New York: WNYC, 25 fev. 2014. Disponível em: https://www.wnyc.org/story/michio-kaku-explores-human-brain. Acesso em: 12 jun. 2025.

[173] WORLD HEALTH ORGANIZATION – WHO. **One in eight people are now living with obesity**. 1 mar. 2024. Disponível em: https://www.who.int/news/item/01-03-2024-one-in-eight-people-are-now-living-with-obesity. Acesso em: 16 jul. 2025.

[174] LEE, K.-S. *et al*. Hyperglycemia enhances brain susceptibility to lipopolysaccharide-induced neuroinflammation via astrocyte reprogramming. **Journal of Neuroinflammation**, v. 21, art. 137, 2024. Disponível em: https://doi.org/10.1186/s12974-024-03136-1. Acesso em: 16 jul. 2025.

[175] HASSAMAL, S. Chronic stress, neuroinflammation, and depression: an overview of pathophysiological mechanisms and emerging anti-inflammatories. **Frontiers in Psychiatry**, v. 14, 2023. Disponível em: https://doi.org/10.3389/fpsyt.2023.1130989. Acesso em: 16 jul. 2025.

[176] ZHANG, W. *et al*. Role of neuroinflammation in neurodegeneration development. **Signal Transduction and Targeted Therapy**, v. 8, art. 267, 2023. Disponível em: https://doi.org/10.1038/s41392-023-01486-5. Acesso em: 16 jul. 2025.

[177] FRANCIS, H.; STEVENSON, R. The longer-term impacts of Western diet on human cognition and the brain. **Appetite**, v. 63, p. 119-128, 2013. Disponível em: https://doi.org/10.1016/j.appet.2012.12.018. Acesso em: 16 jul. 2025.

[178] YONEKURA, L. *et al*. Bioavailability of catechins from guaraná (*Paullinia cupana*) and its effect on antioxidant enzymes and other oxidative stress markers in healthy human subjects. **Food & Function**, v. 7, p. 2970-2978, 2016. Disponível em: https://doi.org/10.1039/C6FO00513F. Acesso em: 12 jun. 2025.

[179] MAO, Q.-Q. *et al*. Bioactive compounds and bioactivities of ginger (*Zingiber officinale* Roscoe). **Foods**, Basel, v. 8, n. 6, art. 185, 2019. Disponível em: https://doi.org/10.3390/foods8060185. Acesso em: 12 jun. 2025.

[180] CAMFIELD, D. A. *et al*. Acute effects of tea constituents L-theanine, caffeine, and epigallocatechin gallate on cognitive function and mood: a systematic review and meta-analysis. **Nutrition Reviews**, v. 72, n. 8, p. 507-522, 2014. Disponível em: https://doi.org/10.1111/nure.12120. Acesso em: 16 jul. 2025.

[181] SEQUEIRA, E. B. **Plantas com ação adaptogénica usadas no combate ao stress**: *Panax ginseng* e *Rhodiola rosea*. 2013. Monografia (Mestrado Integrado em Ciências Farmacêuticas) – Universidade de Coimbra, Coimbra, 2013. Disponível em: https://estudogeral.uc.pt/bitstream/10316/32316/1/Monografia%20Eliana%20Sequeira.pdf. Acesso em: 12 jun. 2025.

[182] MOSS, M. *et al*. Acute ingestion of rosemary water: evidence of cognitive and cerebrovascular effects in healthy adults. **Journal of Psychopharmacology**, v. 32, n. 12, p. 1319-1329, 2018. Disponível em: https://doi.org/10.1177/0269881118798339. Acesso em: 16 jul. 2025.

[183] AVGERINOS, K. I. *et al*. Effects of creatine supplementation on cognitive function of healthy individuals: a systematic review of randomized controlled trials. **Experimental Gerontology**, v. 108, p. 166-173, 2018. Disponível em: https://doi.org/10.1016/j.exger.2018.04.013. Acesso em: 12 jun. 2025.

[184] WEEKS, B. S. Formulations of dietary supplements and herbal extracts for relaxation and anxiolytic action: Relarian. **Medical Science Monitor**, v. 15, n. 11, p. RA256-RA262, 2009. Disponível em: https://pubmed.ncbi.nlm.nih.gov/19865069. Acesso em: 12 jun. 2025.

[185] HAUSENBLAS, H. A. *et al*. Magnesium-L-threonate improves sleep quality and daytime functioning in adults with self-reported sleep problems: a randomized controlled trial. **Sleep Medicine X**, v. 8, art. 100121, 2024. Disponível em: https://doi.org/10.1016/j.sleepx.2024.100121. Acesso em: 16 jul. 2025.

[186] VOLPE, S. L. Magnesium in disease prevention and overall health. **Advances in Nutrition**, v. 4, n. 3, p. 378S-383S, 2013. Disponível em: https://doi.org/10.3945/an.112.003483. Acesso em: 12 jun. 2025.

[187] BREUS, M. J. *et al*. Effectiveness of magnesium supplementation on sleep quality and mood for adults with poor sleep quality: a randomized double-blind placebo-controlled crossover pilot trial. **Medical Research Archives**, v. 12, n. 7, 2024. Disponível em: https://doi.org/10.18103/mra.v12i7.5410. Acesso em: 16 jul. 2025.

[188] SLUTSKY, I. *et al*. Enhancement of learning and memory by elevating brain magnesium. **Neuron**, v. 65, n. 2, p. 165-177, 2010. Disponível em: https://doi.org/10.1016/j.neuron.2009.12.026. Acesso em: 12 jun. 2025.

[189] LEE, H. Clusters of epic volcanic explosions drove Earth's mass extinctions. **Scientific American**, 1 mar. 2016. Disponível em: https://www.scientificamerican.com/article/clusters-of-epic-volcanic-explosions-drove-earth-s-mass-extinctions. Acesso em: 19 jul. 2025.

[190] SCHUMPETER, J. A. **Capitalism, socialism and democracy**. New York: Harper & Brothers, 1942.

[191] TWAIN, M. **Pudd'nhead Wilson**. New York: American Publishing Company, 1894.